¡Dejad que los pacientes ayuden!

¡Dejad que los pacientes ayuden!

Una guía sobre el "compromiso del paciente" -como médicos, enfermeros, pacientes y cuidadores pueden asociarse para mejorar la atención

"e-Paciente Dave" deBronkart

con Daniel Z. Sands, MD, MPH

Introducción por Eric J. Topol, M.D.

CREATESPACE INDEPENDENT PUBLISHING PLATFORM

Primera Edición v1.0, 15 de abril, 2013

Copyright © 2013 Richard Davies deBronkart, jr.
dba "e-Patient Dave"

ePatientDave.com/let-patients-help

Editorial de primera edición: CreateSpace Independent Publishing
Platform, www.CreateSpace.com

ISBN: 1466306493 (Primera edición en inglés)
ISBN-13: 978-1466306493 (Primera edición en inglés)

Edición en castellano:

ISBN-13: 978-1495345418

ISBN-10: 1495345416

Traducción publicada el 14 de Febrero de 2014

Editor de la traducción: Luis Fernandez-Luque (@luisluque), socio
fundador de Salumedia.com y Eschoolapio.org

Traductor: Patrick Partridge

Colaboradores de la traducción: Miguel A. Tovar (@matovarm),
Elena Sainz (@educadies), Jaime Guerrero Cubero

Índice

Prólogo

Por George Alexander, viejo amigo y editor de mi primer libro, del diario online que mantuve durante mi cáncer: *Laugh, Sing, and Eat Like a Pig [Reir, Cantar, y Comer Como un Cerdo]*

Recuerdo claramente la profunda consternación que sentí al enterarme de que Dave deBronkart, a quien conocía desde hacía décadas, tenía un cáncer de riñón grave con metástasis –y probablemente terminal. Y luego lo sorprendido (e impresionado) que estaba por el hecho de que él dejase que todos los que se preocupaban por él pudiesen seguir los detalles de su tratamiento en su diario online en CaringBridge.org.

Esos posts destacaban por sus revelaciones honestas y cándidas acerca de la confusión emocional de Dave. Sí, todos los detalles clínicos estaban allí –las consultas sobre tratamientos, los rayos X, los escáneres (TAC) y resonancias que confirmaron el pronóstico nada halagüeño y la propagación del cáncer. Pero lo que me conmocionó fue la sinceridad de Dave acerca de sus emociones. ¿Estaba relatando sus últimos días en la Tierra? No parecía probable. No podía saber lo que le esperaba, y sin embargo estaba dispuesto a compartirlo con todos nosotros.

Y pronto se vio que Dave no iba a ser un paciente pasivo. Recogía cualquier información que podía encontrar en internet sobre su condición y los posibles tratamientos. Lo compartía con nosotros, sus lectores, y lo hablaba con sus médicos. En su diario, escribió sobre todo lo que encontraba en su viaje hacia el mundo de la atención médica –lo malo junto con lo bueno.

Se podía comunicar con su médico de cabecera y oncólogo a través de email o del portal del hospital para pacientes,[1] y Dave hizo un buen provecho de ello para realizar preguntas, concretar citas, y derivaciones. Gracias al trabajo innovador en su hospital en los años 90, también pudo consultar partes de su historial médico en internet. (¿No debería ello estar a nuestra disposición?) Estas herramientas electrónicas mantuvieron a Dave informado, y aceleraron enormemente su capacidad para obtener respuestas y estar involucrado en su tratamiento.

Y, significativamente, su médico le recomendó una buena comunidad de pacientes online, donde recibió consejos cruciales y apoyo emocional por parte de sus semejantes.

Al final, Dave se libró por poco de la muerte, salvado por un tratamiento que la mayoría de los pacientes desconocen, y que para él resultó eficaz (aunque no lo sea para la mayoría de los pacientes que lo prueban). Es un milagro que Dave esté todavía entre nosotros, y no lo va a desaprovechar.

De esa experiencia ha surgido una nueva misión en su vida, y un blog. Entonces el "Paciente Dave" se convirtió en el "e-Paciente Dave", decidido a empoderar a los pacientes y cambiar su forma de relacionarse con los profesionales sanitarios.

Espero que cuando estés leyendo esto tengas una buena salud. Pero como dice Dave en sus presentaciones, "la palabra 'paciente' no es un término en tercera persona –algún día te tocará." Cuando llegue ese momento (y es algo inevitable) y una enfermedad grave te amenace a ti o a una persona querida, puedes seguir el camino que Dave ha forjado y ser un paciente empoderado, trabajando con tu médico para encontrar el tratamiento adecuado, eligiendo el sitio adecuado para recibirlo, y sacando provecho de herramientas online.

---

[1] "Patient portal" [Portal del paciente] es el término para una página web que puedes visitar para ver algunas partes de tu historial médico. En la Administración de Veteranos se llama MyHealth*e*Vet, algunos hospitales tienen un portal llamado MyChart, etc. Hay que recordar que normalmente se trata sólo de unos detalles, *no* tu historial entero –después hablaremos de esto.

El mejor momento para empezar –a desarrollar tus habilidades de e-paciente –es ahora, antes de una crisis. En este pequeño libro Dave te enseñará el camino; el resto es cosa tuya.

¡Dejad que los Pacientes Ayuden!

Prefacio

Un breve repaso de mi cáncer y mi recuperación

"Hay algo en tu pulmón." Mi vida cambió con esas palabras del médico Danny Sands a las 9:02 hrs, el 3 de enero de 2007. El día anterior me hicieron una radiografía rutinaria de mi hombro, y "por casualidad", como se suele decir en medicina, dieron con otra cosa: una mancha en el pulmón que no debería estar allí. El radiólogo llamó al Dr. Sands, que también vio lo que había visto aquél y pronunció esas palabras.

La mancha resultó ser un cáncer de riñón que me atravesaba el cuerpo, con metástasis en todas partes desde la cadera hasta la lengua y cráneo. Estuve a punto de morir pero unos estupendos médicos del Centro Médico Beth Israel Deaconess de Boston me salvaron. Recibí un tratamiento que normalmente no funciona, pero que en mi caso sí lo hizo, y el 23 de julio –sólo seis meses y medio después- acabé el tratamiento, y ya estoy bien. Toda esta historia la cuento en mi primer libro *Laugh, Sing, and Eat Like a Pig*, [Reír, Cantar y Comer Como un Cerdo] y se relata en los videos de mis discursos en ePatientDave.com/videos.

Por el camino me trataron grandes cirujanos, oncólogos, enfermeros y practicantes. Es importante el hecho de que hice todo lo que pude para ayudar a mi causa -incluyendo comunicarme con otros pacientes online, para aprender y prepararme para el tratamiento.

Hoy, tal y como relato en este libro, mi oncólogo me dice que no sabe si yo habría sobrevivido si no hubiera estado tan involucrado.

Tal como describí en el Prólogo, después de mi enfermedad me veía como cayendo por la madriguera del conejo de Alicia en el País de las Maravillas, convirtiéndome en "Dave el e-paciente", blogueando, de repente testificando en Washington, y ahora dando discursos sobre cómo los "e-pacientes" empoderados, comprometidos y activados están cambiando lo que es posible en medicina.

Pero he aprendido que hay un problema –un gran problema- y de eso trata este libro. El problema es que **nuestra cultura da por hecho que los médicos lo saben todo y es imposible que los pacientes puedan contribuir de alguna manera.**

Y eso no sólo lo piensan los médicos –la mayoría de los pacientes también.

A causa de esta desconexión cultural, la mayoría de los pacientes no dicen nada. Y cuando los pacientes activos sí lo hacen, muchas veces los desprecian, o los desaprueban educadamente con un "aléjate de internet". (Esta actitud no es universal; algunos médicos y enfermeros "lo captan, lo comprenden". Pero si tú mismo no has experimentado el que te pongan en tu sitio (al menos amablemente), pregunta a tus amigos y vecinos. Nunca hay que preguntar a más de una o dos personas para encontrar una historia de desprecio.)

Un gran reto es que las personas que llevan muchos años de duro aprendizaje y décadas de experiencia **tienen razones fundadas** para dudar de la contribución de personas sin esa preparación.

Resulta que la contestación a esta reflexión es que pueden contribuir mucho. Pero cuesta trabajo hacerlo realidad. Entonces surge la pregunta: "¿Qué se podría decir que cambie esta situación?"

Mi respuesta a eso, que por fortuna está ganando cierta aceptación, constituye el título de este libro: Dejad que los Pacientes Ayuden.[1]

---

[1]Si no lo has visto, la frase (en inglés 'Let patients help') viene de un canto que utilice al final de un breve discurso que di en una conferencia TEDx en Holanda. El video de 16 minutos está en on.TED.com/Dave.

Reconocimientos

Wikipedia dice que esta sección sirve para reconocer a las personas que han contribuido durante la elaboración de este libro. Bueno, yo quiero utilizar esto para reconocer a algunas de las personas sin las cuales el mensaje de este libro no existiría –o sin las cuales el mundo no estaría cambiando para convertir "dejad que los pacientes ayuden" en una verdadera posibilidad.

Mi problema es que hay tantas personas, sé que voy a dejar a algunas fuera. Sabéis quienes sois, y me conocéis; sabéis que me podéis avisar para que os incluya la próxima vez. Sabéis que estoy agradecido.

Los primeros amigos , los que me animaron y me convencieron a dar el paso: Susannah Fox, Alexandra Drane, Claudia Williams y su marido David Witzel, Cindy Throop, Christine Kraft, Matthew Holt, Jane Sarasohn-Kahn, Jim Conway.

Los primeros que me contrataron para dar discursos: Gunther Eysenbach de Medicine 2.0 (el primero en ofrecerme una conferencia principal); Kent Bottles, entonces de ICSI (el primero en ofrecerse a pagarme por un discurso –se puede decir que encendió la mecha de todo lo que vino después).

El primero en invitarme a acudir a una reunión de política en Washington: Deven McGraw del Center for Democracy & Technology, a través de su asesora en ese momento Lygeia Ricciardi.

Las personas de la política sanitaria en Washington que están trabajando, y han trabajado, para introducir ¡POR FIN! los ordenadores en la medicina norteamericana, y POR AMOR DE DIOS dejar que los pacientes y sus familias consulten sus propios historiales. Mi problema aquí es que yo personalmente sólo he trabajado con algunas de estas personas, y por lo tanto agradeceré a todos y todas a través de estas pocas personas: Director Técnico Todd "Liberación de datos" Park; los Coordinadores Nacionales Rob Kolodner, David Blumenthal y (sobre todo) Farzad Mostashari; Claudia Williams, Lygeia Ricciardi y sus equipos.

Vosotros estáis creando grandes cosas para las familias a lo largo de todo los Estados Unidos. Os doy las gracias personalmente. Diseñar la política gubernamental en una industria multimillonaria constituye una tarea enorme y repleta de obstáculos, y la implementación de la política resulta aún más difícil. Os felicito por vuestros logros.

Todo el mundo que ha enviado correcciones y sugerencias.

Por razones similares estoy profundamente conmovido por los **pacientes y partidarios** que han luchado tanto durante tantos años para llevar la perspectiva del paciente y la familia al centro del escenario. Son demasiados para ni siquiera empezar a nombrarles, pero los recordaré a todos y todas con un nombre que toca las vidas de millones cada año: **el National Partnership for Women and Families [Asociación Nacional para las Mujeres y Familias].** Esta asociación creó la Ley de Permiso Médico y Familiar (Family and Medical Leave Act), que otorga a los progenitores nuevos un periodo de permiso laboral después del nacimiento de un hijo. Esa política también fue extremadamente difícil, pero "la Asociación" lo consiguió.

Finalmente, este libro seguramente no existiría sin la visión y ejecución de **Lucien Engelen** del REshape&Innovation Center en el RadboudUniversity Medical Center en Holanda. Entre los otros logros de Lucien, los siguientes son relevantes para este artículo:

- Creador y Comisario de TEDx Maastricht, el evento en 2011 donde mi ahora famoso discurso acabó con el cántico "Let Patients Help!" [Dejad que los pacientes ayuden].

- Al anunciar ese evento, él decidió de inmediato que el primer invitado a hablar en ese evento *no* sería una celebridad que vende entradas, sino un paciente. ¡Esto lo anunció en Abril de 2010!
- Su visión forjó el discurso, el movimiento y el libro.
- Aquel TEDx se convirtió en la serie de conferencias "El Futuro de la Sanidad".

- Creador del emblema "Patients Included" [Pacientes Incluidos] que abre la segunda parte de este libro. Lucien "lo capta": *hay que escuchar* la perspectiva del paciente para mejorar la medicina con éxito. "Pacientes Incluidos" significa que él no volverá a asistir a (ni hablar en) un evento donde no se apoya activamente la presencia de los pacientes en la conversación.

Eso es liderazgo –con integridad. Gracias a él, y a todos vosotros y vosotras.

Introducción

Por Eric J. Topol, M.D.

Existe una extraordinaria paradoja en medicina y en la asistencia sanitaria hoy en día. Por un lado, como señaló recientemente un artículo en la primera página de *Consumer Reports* sobre pruebas de cáncer "las pruebas preventivas contra el cáncer siguen estancadas en una visión de la enfermedad de los años 60."[1] Este problema de estar estancados en nuestras formas va más allá de la detección precoz del cáncer y se puede decir con certeza que afecta a todo el espectro de la atención sanitaria. Por otro lado, tenemos el recién descubierto potencial para obtener datos críticos e información sin precedentes acerca de cada persona. Sea por sensores portátiles o vestibles que capturan los signos vitales o por la secuenciación del ADN que constituye nuestro genoma, disponemos de nuevas herramientas que hace sólo un par de años no estaban a nuestro alcance.

Se utiliza el término de moda "big data" [grandes datos] para referirse a la cantidad descomunal de datos generados en todo el mundo –más de un zettabyte por año (es decir 1,000,000,000,000,000,000,000 bytes). De la misma manera, ahora podemos generar "grandes datos" para cada persona y definir su esencia médica. Por tanto hemos entrado en un momento sin precedentes en el que la era de la información está finalmente invadiendo y convergiendo con el mundo médico.

---

[1] "Save Your Life: 3 Cancer Tests you Need Plus 8 You Don't." [Salva tu vida: 3 pruebas de cáncer que necesitas más 8 que no necesitas] *Consumer Reports*, Marzo de 2013

Además, esta información está fluyendo en una nueva dirección. Hasta ahora, los médicos tenían todo el control de los datos y de la información. Nosotros encargábamos las pruebas y los chequeos y los resultados apenas se compartían. Muchas veces los pacientes tienen que contactar repetidamente con un médico para obtener los resultados de sus pruebas o procedimientos de laboratorio. Por tanto se ha caracterizado por una marcada asimetría en el acceso a la información.

Pero eso está a punto de cambiar. Ahora los datos de sensores para métricas médicas claves como tensión arterial, glucosa en sangre, ritmo cardiaco, y lo que parece una lista sin fin, pueden visualizarse en un teléfono móvil. Estos datos pueden ser procesados automáticamente a través de algoritmos de software incorporados en un teléfono o vía computación en la nube en nuestro mundo híper conectado e inalámbrico, para convertirse en información de gran utilidad.

Y ahora el paciente tiene esta información directamente a su disposición. Se puede visualizar la secuencia de ADN de una persona de seis mil millones de letras con todas las anotaciones importantes directamente en una tableta. Estos pequeños dispositivos móviles son propiedad del individuo, y lo mismo debería aplicarse en el caso de sus datos e información. En los últimos años se ha utilizado el término "decisión compartida" para referirse al escenario ideal donde el médico y el paciente hablan de las opciones y juntos toman una decisión informada. Pero ahora, con esta época incipiente de "paridad de información" hay una nueva decisión respecto a "compartir": ¿Compartirá el paciente estos datos con su médico, o simplemente utilizará el tratamiento de software?

En un artículo reciente en *The New Yorker*, Michael Specter escribió "la era de la medicina paternalista, en la que el médico tenía el conocimiento y el paciente se sentía afotunado de tenerle, ha terminado".[1] Esto es un hecho cierto, y será cada vez más evidente en un futuro próximo. La era digital está induciendo a un nuevo modelo de medicina y alterando la dirección del flujo de información.

---

[1] Michael Specter, "The Operator," *The New Yorker*, February 4, 2013

Por esta y muchas otras razones, el nuevo libro de Dave deBronkart es particularmente oportuno. En lugar de la antigua figura del médico como autoridad, debemos dar la bienvenida y nutrir un modelo asociativo en el que cada paciente se encuentra plenamente comprometido, activado e íntimamente involucrado con su curva médica. En vez de que sea el médico la única persona que tiene acceso a los datos de uno, asumiendo un papel de exclusividad, es hora de que cada paciente tome el mando, para hacer suyos sus propios datos. El término "empoderado" no hace justicia al concepto. El mantra "nada sobre mí sin mí" tiene que estar al orden del día.[1] Para apoyar esta asociación en un mundo de paridad de información, el papel de los médicos puede transformarse en proveedor de consejo, orientación, sabiduría, experiencia, empatía y comunicación.

Como superviviente de lo que suele ser un cáncer de riñón avanzado que rápidamente conduce a la muerte, "e-Paciente Dave" está ampliamente considerado como uno de los pacientes activistas más destacados. Su experiencia personal y ganas de compartir aprendizajes fundamentales constituyen la base de esta guía. Este libro ayudará sin duda a muchas personas para que sean más activas y plenamente comprometidas con su atención médica. ¡Justo lo que pedía el paciente!

Eric J. Topol, MD
Autor, *Creative Destruction of Medicine*[Destrucción Creativa de la Medicina]
Profesor de Genómica, The Scripps Research Institute
Cardiólogo, Scripps Clinic

17 de Marzo de 2013
La Jolla, California

---

[1]Pauline Chen, Letting Patients Read the Doctor's Notes, *New York Times,* October 4, 2012.

¡Dejad que los Pacientes Ayuden!

Dedicatoria

Para mi hija Lindsey,
cuya vida ha sido mi mayor incentivo para sobrevivir;

para su marido Jon,
su pareja en la vida que puedo contemplar,

y para su hijita que verá la luz este verano,
cuya vida futura me trae lágrimas de felicidad.

Por nuestras futuras generaciones
estamos construyendo un mundo nuevo y mejor
de salud, atención, y medicina para cuando nos haga falta.

Nashua, New Hampshire
Marzo de 2013

¡Dejad que los Pacientes Ayuden!

Fundamentos 1:
Raíces del Movimiento

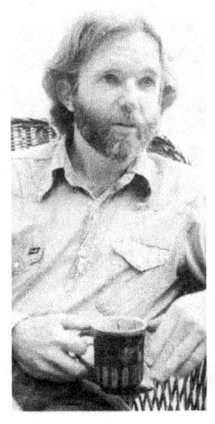

En medicina, gran parte de tu capacidad para hacer cosas valiosas depende de cuánto sepas. Pocas personas entendieron esto tanto como "Doc Tom" Ferguson, fundador del movimiento e-paciente.

En 1978 Tom se graduó de la Escuela de Medicina de Yale. Nunca ejerció como médico, pero sí publicó, con especial énfasis en compartir su conocimiento con los pacientes, permitiéndoles hacer todo lo que podían para sí mismos y sus familias.

Llegó a ser editor médico del *Whole Earth Catalog*, cuyo subtítulo era "Access to Tools"[Acceso a Herramientas]. Publicó la revista *Medical Self-Care*, y un libro del mismo nombre. Apareció en *The Today Show* y *60 Minutes*, y en el libro *Megatrends* de John Naisbitt de 1982 que se convirtió en todo un hito.

Ferguson sabía que podíamos hacer mucho por nuestras familias, pero también sabía que nuestras capacidades estaban limitadas por el acceso a la información. Y cuando llegó internet, lo cambió todo. Sus amigos dicen que mientras observaba lo que las personas podían hacer en esta nueva coyuntura, se preguntaba cómo se podía llamar a este nuevo tipo de paciente conectado. Al final, dicen, optó por "e-paciente".

Dicen que al principio la "e" era para electrónico. Con el paso del tiempo, otros significados aparecieron: empoderado, comprometido (*engaged*), equipado, capacitado (*enabled*). Hoy, otros añaden educado, experto, y cualquier otra cosa que empiece con la 'e'.

Doc Tom tenía mieloma múltiple, y murió inesperadamente en 2006 mientras estaba hospitalizado por un tratamiento relativamente rutinario. Estaba inmerso en la investigación y elaboración de un informe importante para el Pioneer Portfolio de la Robert Wood Johnson Foundation, donde les gusta estudiar los márgenes de la atención sanitaria, para entender mejor lo que el futuro podría deparar.

El informe trataba de este nuevo tipo de paciente y se titulaba "e-patients: how they can help us heal healhealthcare" [e-pacientes: como nos pueden ayudar a mejorar la salud]. Después de su muerte sus compañeros lo terminaron, y hoy lo puedes descargar gratis en inglés o español, en e-patients.net, el blog que Tom empezó.

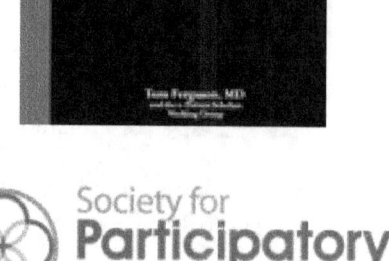

En 2009 un número de seguidores de Tom decidieron que había llegado la hora de formalizar su trabajo, y se incorporaron como la Society for Participatory Medicine [la Sociedad para la Medicina Participativa], que hoy reside en ParticipatoryMedicine.org.

Reconociendo la importancia de la vertiente de red de la visión de Tom, y el nuevo tipo de asociación imaginado por Doc Tom, definieron la medicina participativa como:

> Un movimiento en el que los pacientes en red dejan de ser meros pasajeros para ser conductores responsables de su salud, y donde los proveedores les dan la bienvenida y los valoran como socios de pleno derecho.

Entre los seguidores de Tom estaba el Dr. Danny Sands, mi médico de cabecera cuando me golpeó el cáncer. Predicando con el ejemplo, dijeron que esta sociedad no puede ser dirigida sólo por un médico – se trata de asociaciones. Y nos eligieron al Dr.doctor Sands y a mí como co-presidentes durante los primeros años. Sí, un paciente como co-presidente de una sociedad médica. ¿No es una locura?

O quizás no lo es. ¿Pueden ayudar los pacientes a mejorar la atención sanitaria?

Fundamentos 2:
El significado de Empoderado y
Comprometido (y un pequeño glosario)

Empoderado

Una persona empoderada sabe lo que quiere[1]
y lo dice alto y claro.

Una persona desempoderada,
frente a un reto, dirá,
"No hay nada que *yo* pueda hacer con respecto a esto."
Es el sello distintivo de la impotencia.

Frente al mismo reto, **una persona empoderada**
piensa "¿Qué *puedo* hacer yo?" … sin importarle las probabilidades.

Comprometido

Estar comprometido es estar involucrado, activado, respondiendo.

Una paciente comprometida escucha, responde,
hace preguntas, piensa por sí misma, y actúa.

Un paciente no-comprometido aborda la atención sanitaria como si
fuera a lavar el coche:
sube las ventanas, se reclina, y deja que le echen cosas encima.

---

[1] En este libro los géneros se mezclan aleatoriamente.

Un Pequeño Glosario (¡lea esto!)
para aquéllos nuevos en medicina

La cultura de la medicina está cambiando, mientras cambiamos nuestras creencias sobre quién debería hacer tal cosa y quién es capaz de hacer qué. Y cuando se cambia la cultura, a veces las personas se enfadan, porque la Persona A dice algo desde la nueva perspectiva y la Persona B lo oye desde la antigua postura, o al revés, y si no se dan cuenta de que los significados están cambiando, una de las dos partes, o las dos, pueden llegar a pensar que la otra está mintiéndole, insultándole, o es imbécil. La solución es tener claros los significados.

Aquí hay unas definiciones de algunos términos de los entendidos que son útiles pero que resultan extraños para la gente normal. Si tienes alguna pregunta, súbela como comentario al final de la página de epatientdave.com/books y quizás aparezca en la siguiente edición.

"Compromiso del Paciente"
Este libro trata de lo que la industria llama el "compromiso del paciente". Las personas quieren decir muchas cosas diferentes cuando dicen esto, y ello es el terreno perfecto para la desconexión. Para algunos, el "compromiso del paciente" trata simplemente de si tomas tu medicación y de comprar más.[1] Pero como dije en la página anterior: los pacientes comprometidos están activamente involucrados en todos los aspectos de su atención, y quizás incluso en el diseño de lo que debe ser esa atención.

e-Paciente:
Un paciente que está empoderado, comprometido, equipado, capacitado -ver "Raíces del Movimiento" en páginas anteriores.

---

[1] Adivina en qué negocio trabajan *esos* observadores.

Tipos de personas que trabajan en la industria

- **Clínicos**: profesionales médicos formados que trabajan en clínicas, hospitales, etc. Básicamente: médicos y enfermeros.

- **Proveedores**: personas y compañías que proporcionan servicios médicos –generalmente clínicos y los lugares en los que trabajan.

- **Pagadores** es un término que me saca de quicio porque está tan centrado en la billetera del *proveedor*. Para la mayoría de los hospitales las facturas las pagan las **compañías de seguros**, por eso se llaman los pagadores. Es una ironía porque en general, los aseguradores consiguen *su* dinero a través de nosotros -los trabajadores y los empleadores/empresarios. Somos *nosotros* quienes pagamos para obtener servicios.

Términos relacionados con la evolución del papel del paciente

- **Paciente:** en este libro, el "paciente" es la persona que recibe servicios médicos por causa de un problema o revisión. Muchas veces esto también incluye a los **cuidadores** del paciente:

- **Cuidadores** son las personas (familiares u otros, pagados o no) que ayudan a cuidar a una persona que no puede valerse por sí misma. (Normalmente se trata de un niño, de una persona mayor, o de una persona con una condición que requiere ayuda). Al igual que el paciente, el cuidador recibe instrucciones y ayuda para llevarlas a cabo, o eso esperamos.

- En este libro, el término **Consumidores** también incluye a las personas que reciben servicios pero **en un contexto diferente: como los que eligen y compran la asistencia.** Para algunas personas, "consumidor" es un palabra que empodera ("alguien que recoge información y hace elecciones informadas") mientras para otras es denigrante ("un peón del sistema de vender-vender-vender"). Yo utilizo el término cuando el contexto es el negocio y no la medicina.

Términos relacionados con los que mandan

- El **Paternalismo** o medicina paternalista: La visión paternalista dice que los pacientes no pueden entender nada importante y por eso los clínicos tienen que asumir toda la responsabilidad. El término surge de la realidad en que los padres tienen que cuidar de sus hijos. A algunos pacientes les gusta que les traten así (a mí no me importa), pero los pacientes empoderados/comprometidos quieren ser socios –como si fueran niños que se han hecho mayores, han aprendido a pensar por sí mismos, y están preparados para asumir responsabilidad.

- **Cumplimiento** o **adherencia**: Este término es una consecuencia directa del pensamiento paternalista, aunque a menudo muchos clínicos no se dan cuenta. Se trata de si haces, o no, lo que te mandan: el proveedor prescribe (medicación o tratamientos), y si lo haces, eres "cumplidor/a". Por ser esta una palabra denigrante y detestable, algunos proveedores lo han suavizado a "adherente". Pero el enfoque sigue siendo si has hecho lo que *ellos* te dijeron que hicieras.

Mi punto de vista: los pacientes son los principales interesados –los que viven o mueren, sufren o mejoran, dependiendo de cómo sale todo. Desde mi óptica, las metas del tratamiento deben surgir del debate entre clínicos y pacientes. Y si soy yo quién pone la *meta* del tratamiento, lo llamo **logro**, ¡y no "portarme bien"!

¿Cuál te inspira más?

Aclarado eso, vamos a meternos de lleno en el tema. Lo que sigue es lo que he aprendido a raíz de mi participación en doscientas reuniones sobre salud y medicina desde que empezó todo este tema de "e-Paciente Dave". No se trata de mi opinión sin más; los temas en estas páginas son cosas que otros me han dicho que arrojan luz sobre el futuro de la medicina – en su opinión.

¡Dejad que los Pacientes Ayuden!

1ª Parte:

Diez Verdades Básicas sobre la Salud y la Atención

"Un libro te puede salvar la vida."

- Un e-paciente cuya mujer cree que se salvó después de enterarse de las comunidades de pacientes y encontrar tres que la ayudaron en su tratamiento

¡Dejad que los Pacientes Ayuden!

1.

Paciente no es una palabra en tercera persona

El primer evento sobre salud en el qué hablé era un panel de media-jornada en el Hyatt Regency en Cambridge, Massachusetts. Tuvo un gran simbolismo: durante la primera mitad del día dejaron un asiento vacío –él del paciente. Después del descanso me hicieron aparecer en la mesa.

Mientras progresaba el panel, yo fui el último en hablar. (No me importaba, nunca había asistido a una reunión así.) Sin pensarlo de antemano, estas fueron las primeras palabras que pronuncié:

> Quiero proponer que modifiquemos nuestro lenguaje. Estamos todos hablando de pacientes como si fueran personas que no están en la sala –gente que está allí fuera en la calle.

> Pues, yo estoy aquí para deciros **que paciente no es una palabra en tercera persona**. Puedes ser tú mismo, tu hijo, tu pareja o tu madre **–llegará tu momento**, cuando *tú* *seas* la persona que está en la cama del hospital, o *tú estés* al lado de la cama, cogiéndole la mano a alguien y diciéndote en tu interior "Dios mío, espero que aguante."

Créanme, sea este año o el que viene o dentro de diez años, lo que me sucedió a mi pronto estará en tu agenda. Por lo tanto mientras piensas en todos los asuntos de este libro y en la medicina, piénsalo de esa manera.

El problema es que es difícil hacer eso hasta que ves las orejas al lobo. Como dice mi amigo Perry, afectado de Parkinson: "Hasta que ves que tus días están contados, no te *das cuenta* de lo que es importante."

Haz lo que puedas para absorber todo esto antes de que una situación adversa alcance a tu familia.

¡Dejad que los Pacientes Ayuden!

2.

Los pacientes representan el recurso más infra-utilizado

Warner Slack es médico jefe en mi hospital, el Centro Médico Beth Israel Deaconess en Boston. Un hombre sabio y maravilloso, lleva desde los años 70 diciendo que los pacientes son el recurso más infrautilizado.

Al principio dijo "el recurso más infrautilizado en nuestros sistemas de información", afirmando que los pacientes podrían hacer gran parte de la introducción de datos en un registro médico electrónico. ¿No es eso ser visionario? **Al cabo de cuarenta años** estamos llegando a una versión de ese punto de vista –el compromiso del paciente con el registro médico. Hizo falta una ley del Congreso y muchos años de audiencias públicas para redactar sus regulaciones. ¡Escuchen a Warner, gente![1]

Hoy muchos de nosotros lo citamos en relación a este tema, y lo parafraseamos: el recurso más infrautilizado en la atención y salud, o el miembro más infrautilizado del equipo asistencial. Cualquier paciente o familiar que ha sido menospreciado por profesionales sabe lo infrautilizados que podemos llegar a estar.

¿Por qué es así, preguntas? Mi respuesta es que se trata de una asunción inherente a nuestra cultura: los profesionales médicos

---

[1]Tuve la suerte, de que hace mucho tiempo el Dr. Slack fuera tutor de mi médico de atención primaria, el Dr. Danny Sands.

pueden hacer cosas que nadie más puede hacer (verdadero), por lo tanto *es impensable que nadie más pueda contribuir* (falso).

Podemos transformar esto: la cultura es un conjunto de conversaciones continuas sobre lo que es posible y apropiado. Nueva conversación: Dejad que los pacientes ayuden.

3.
Todos sabemos algo.
Nadie sabe todo. (Ni siquiera los médicos).

Esto es difícil, porque interfiere con nuestro deseo instintivo de encontrar un genio que lo sabe todo: alguien que sabe exactamente qué va mal en nosotros (o en nuestro bebé) y sabe exactamente qué hacer.

Yo lo sentí cuando estuve enfermo: tenía una necesidad imperiosa de sentir que estaba en el mejor sitio del mundo, y que mis médicos harían todo lo que podían para buscar toda opción posible en el mundo, y utilizar sus años de formación y experiencia para tomar la decisión correcta.

Pero eso no es posible: hay demasiada información para que alguien lo sepa todo, ni siquiera *tu* médico. Y si vosotros actuáis como si saberlo todo fuera posible, ese es el escenario perfecto para una disfunción: cualquier insuficiencia parece una traición.

Esta es la realidad:

- Se publicaron 800,000 artículos nuevos en revistas médicas sólo en 2010, y el número sigue aumentando.
- Paul Grundy MD, director de transformación de asistencia sanitaria a nivel mundial para IBM me dijo que el médico medio

de atención primaria tiene entre 1.500 y 2.000 pacientes. Imagínate cuantas condiciones médicas tiene que seguir.[1]

- Mi propio oncólogo, el Dr. David McDermott, dice que es verdad: "Si no eres un sub-sub-especialista como yo, es imposible mantenerse al día."

Un número creciente de médicos entiende esto, pero muchos siguen sin hacerlo, y se ponen a la defensiva: "Es imposible que lo sepas todo" suena tan anti-sistema, tan irrespetuoso. Por eso fui a una autoridad. En su libro blanco Doc Tom cita al Dr. Donald Lindberg, director de la Biblioteca Nacional de Medicina:

> Si yo leyera y memorizara dos artículos de revistas médicas cada noche, al cabo de un año llevaría un retraso de 400 años.[2]

Cuando empecé a dar discursos le citaba en las conferencias, pensando que se le consideraba una autoridad. Pero los médicos *seguían dudando de lo que decía.* Entonces en 2010 cuando hablé en "la Biblioteca" y conocí al Dr. Lindberg, le pregunté si seguía siendo verdad. ¿Su respuesta? "Oh, es mucho peor."

Los clínicos tienen una sobrecarga de información, pero internet deja a los pacientes corrientes ver información que quizás sus médicos no vean. ¡Caray: cómo choca *eso* con nuestra suposición cultural!

La lección para pacientes y clínicos:

- Cualquier persona cuyo sentido de auto-valoración dependa de saber todo tiene un gran problema.

- No es ningún fracaso por parte de nadie que una persona menos formada haya visto algo que ellos no han visto.

- Pero sigue sin haber ningún sustituto para la mente formada, con años de experiencia clínica, para ponerlo todo en perspectiva.

Dejad que los pacientes ayuden.

---

[1] Recientemente escuché que había una lista de 11.000 condiciones, pero no he encontrado la fuente.
[2] Página 34

4.
Googlear es una muestra del compromiso del paciente

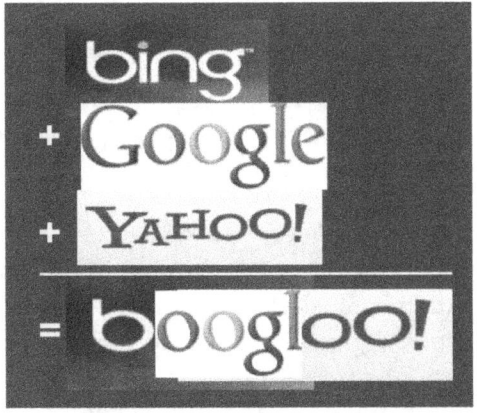

Usar Google es una muestra del compromiso del paciente. Cuando yo estuve en el instituto (en la época del Arca de Noé) había un baile funky llamado el bugaloo.[1] Hoy ha vuelto de una manera diferente que yo llamo el e-Patient Boogloo: la búsqueda de información sobre salud en Bing, Google y Yahoo. Es la forma más popular que existe en Estados Unidos para comprometerse con nuestra salud. ¿Eso está bien, no? Pero cuando los pacientes llevan esas ideas a su médico, a menudo me dicen que al médico se le ponen los ojos en blanco y les dicen, "Aléjate de Internet." La verdad: a menudo se dice que cada día hay más búsquedas de información sobre salud en Estados Unidos que visitas al médico. Susannah Fox en el proyecto Pew Internet and American Life informa:[2]

---

[1] Años más tarde hubo otra versión; puedes buscarlo en YouTube.
[2] Para más información de Susannah y sus compañeros visita

- 81% de los adultos en EEUU utilizan internet
- 72% de ellos han buscado información sobre salud en el pasado año.

Haz el cálculo: 81% x 72% = 58% de adultos en EE.UU. han buscado información durante el pasado año. Y eso está aumentando mientras los jóvenes se hacen mayores, y los "nativos digitales" se convierten en adultos.

"Noooo," dices, "mis pacientes no son así." Bueno, quizás no la paciente misma –pero los datos Pew apuntan a que la mitad de las búsquedas sobre salud son para otra persona. Yo lo llamo **e-Paciente por delegación.**

No estoy diciendo que todo lo que las personas encuentran es oro; está claro que hay mucha basura en internet. Por eso en mi visión del centro médico del futuro, un papel será el de **Asesor de Información** –alguien a quien puedes decir, "He encontrado este sitio - ¿qué opinas?" Enseñar a las personas a evaluar los sitios introducirá competencias en el hogar, al que pertenecen. En las manos de los pacientes ciudadanos.[1]

Si los pacientes no saben hacer el "Boogloo" con seguridad, no frenen su compromiso –enséñeles cómo. O, como dije en mi testimonio de 2010 a un grupo de trabajo creando nuevas normas para registros médicos electrónicos:

Hasta que las personas ganen experiencia, ¡son inexpertos!

La solución no es restringir o limitar.
Empodera a la gente: activa y forma.

---

bit.ly/PewHealthTips. Se actualiza cada vez que terminan nuevos estudios.
[1] En la 3ª Parte de este libro mi médico de atención primaria, Dr. Danny Sands, da unos consejos sobre el buen uso de la red.

5.

Rendimos mejor cuando estamos mejor informados

Nadie puede dar lo mejor de sí si no posee los hechos relevantes. Ésta se ha convertido en una de las desconexiones culturales más extendidas que he visto en la medicina: esperamos que las personas hagan un gran trabajo, incluso cuando no tienen la información necesaria.

Esto es aplicable a pacientes:

- No pueden entender una enfermedad o tratamiento si no encuentran información al respecto.

- No pueden entender su estado –y reaccionar –si les ocultamos sus datos.

- No pueden seguir instrucciones si no están escritas de forma clara.

- No pueden controlar costes si se los escondemos.

De forma perversa, se describen estos problemas como problemas de *alfabetización* sanitaria. La mayoría de las veces son problemas de *claridad* sanitaria. Antes de insultar a un aprendiz intentemos ser más claros.

Pero la situación es aplicable también a los profesionales que atienden a los pacientes. **Ningún clínico puede rendir al máximo de su formación** si no cuenta con los hechos relevantes:

- No pueden recomendar los mejores tratamientos si no *conocen* todas las opciones. Incluyendo las desarrolladas después de terminar su carrera.

- No pueden responder a las necesidades de los pacientes si los pacientes no las expresan. (Se trata de vosotros, los pacientes. ¡Hablen alto y claro!)

- No pueden diagnosticar de forma inteligente, o prescribir con seguridad, si falta información importante (o es incorrecta en la historia clínica).

Piénsalo: antes de que un profesional reciba su título, se examina. ¿No esperarías una respuesta correcta si se retuvieran algunos hechos, verdad? En cambio a menudo se espera que rindan con *sujetos humanos vivos* cuando la información que reciben es incompleta o mal organizada. Eso no es justo para ellos.

Remedios para los proveedores –y para sus pacientes:

- **Ofrecer a los pacientes información que puedan entender y utilizar.**
  - ○ Tómate tiempo para averiguar si lo ha entendido.
  - ○ Paciente, tienes que *decir* si te ha quedado claro. Tienes que hacerte la pregunta, "¿Podré explicar esto a las personas que me ayudan?" Si no, no estás preparado para ser responsable y eficaz.

- **Dejad que los pacientes revisen todo el historial médico,** posteriormente *corrige cualquier error que los pacientes encuentren.* Si no es así, el próximo clínico recibirá las instrucciones incorrectas.
  - ○ Pacientes y cuidadores, hay que pedir el historial para comprobar que no hay errores. Si dicen que no, hay que insistir –es *tu* salud la que está en juego, no la de ellos. No se trata de lo que les viene bien a ellos (o su "política de oficina"). Defiende a la persona cuya vida está en juego.

No se puede culpar a nadie –empleado o paciente –por no usar información que de la que no dispone, o que no puede comprender.[1]

---

[1] Si quieres divertirte *de verdad,* imprime unas pegatinas con las palabras

ESTO NO ESTÁ CLARO y deja que la gente las pongan donde quieran. ¡Luego hay que asignar a alguien para contarlas y arreglarlas!

6.

Pero la información sola no cambia el comportamiento

Rendimos mejor cuanto mejor informados estemos –pero eso no es suficiente. Si la información sola fuera suficiente para crear cambios, sólo necesitaríamos folletos.

Sin embargo en conferencia tras conferencia veo un sinfín de oradores que parecen pensar, "si repetimos una y otra vez los hechos irrefutables, las cosas cambiarán. Si eso no funciona, dadles más hechos."

Incorrecto.

No funciona para la dieta y el ejercicio. No funciona para convencer a la gente de que tomen su medicación. No funciona para convencer a los clínicos de que se laven las manos. No funciona para prevenir errores médicos.

El cambio de conducta no es racional. Hay que encontrar métodos que funcionen.

Una epifanía para mí fue el enorme libro de Kahneman *Thinking, Fast and Slow*[1][Pensar Rápido, Pensar Despacio] sobre "economía conductual" –el estudio de por qué y cómo las personas perciben las alternativas, y por qué y cómo *hacen* una elección. **No es**

---

[1]Kahneman, D. (2011). *Thinking, Fast and Slow*. New York: Farrar, Straus and Giroux.

racional – *incluso cuando las personas inteligentes tienen la información.* **La información sola no cambia el comportamiento. Incluso en las personas inteligentes.**

Un punto de vista más sencillo y menos cargado de la economía conductual viene en *Switch: How to Change Things When Change is Hard* [Switch: Cómo Cambiar las Cosas cuando Cambiar es Difícil] escrito por Chip y Dan Heath. Es citado extensamente por su metáfora del "elefante, el jinete, y el camino": la imagen es de un jinete subido en un elefante, siguiendo un camino en la jungla:

- **El elefante** tiene todo el poder –la fuerza. (El elefante es como nuestras emociones y sentimientos).

- **El jinete** puede ser un gran pensador, pero si el elefante no quiere ir por donde quiere el jinete, ¿adivina quién gana? (El jinete es nuestro intelecto –el pensamiento racional.)

- **El camino** es el entorno, el medio. Puede que el elefante sea capaz de cargar a través de la maleza, pero sería mucho más fácil seguir el camino –la ruta que conviene y que apunta *más o menos* en la dirección adecuada. O no: el camino es el camino.

Para nosotros "el camino" se ve en las muchas cosas que moldean lo que conviene en la vida. Si no hay buena comida donde vives, es improbable que comas bien. Si es difícil llegar al médico, es improbable que vayas. Si le resulta difícil a alguien recordar tomar su medicación, no la toma. *Incluso cuando sabe que es importante.*

Hay que dejar de intentar resolver eso dando más hechos a las personas. Se está probando un nuevo planteamiento, basado en la economía conductual: **Haz más fácil hacer lo correcto.** Por ejemplo, si tu recipiente de pastillas tiene un tapón especial GlowCap®, que te recuerda cuando toca tomarlas pastillas –al iluminar, sonar o llamar a un teléfono. Increíblemente (o no), en las primeras pruebas la "adherencia" se disparó del 71% al 98%.

¿Ahora entiendes el error de plantear esto como fallo del paciente?

Seas un paciente, un cuidador o un proveedor, si hay algo importante que le cuesta hacer al paciente, hay que decirlo. Y vosotros los innovadores, buscad maneras de arrasar el mercado inventando cosas que *son* más fáciles de hacer. La puerta está abierta de par en par, y los e-pacientes están esperando con ganas.

Porque verás...

7.

La Claridad es poder

En cualquier otro negocio, si lo que vendes es difícil de usar, te quedas sin negocio. Los vendedores aprenden a ser claros o mueren. Del mismo modo, cuando nos parece que algo médico es difícil de comprender, deberíamos pensar como una empresa cuya supervivencia está en juego, y hacerlo más fácil.

Eso lo sé de primera mano. Estuve trabajando para una compañía que desarrollaba dos potentes sistemas de composición tipográfica. Ambos sistemas resultaban confusos para nuestros probadores, y dos afirmaciones de los desarrolladores aún suenan en mi cabeza:

"Está perfectamente claro una vez que lo entiendes."
(Alguien le contestó: "Hum, eso también vale para la física nuclear.")

Luego esto, sobre un producto diferente, en una reunión del consejo:

"El marketing no es encontrar los clientes que son lo suficientemente inteligentes."

¿Pero qué dices? Pues, cuando la composición tipográfica sufrió el embiste de la edición electrónica, nuestra compañía fue una de las primeras en desaparecer. *La gente prefería al competidor.*

Hay más en el valor de la información que en la información en sí. Al igual que la medicación no sirve si no se puede absorber, la información es inútil si no se puede absorber. **Invertir en claridad es**

igual de importante que desarrollar los hechos y herramientas en primer lugar.

Ejemplos:

- Thomas Goetz, entonces el editor jefe de *Wired,* se dio cuenta de que los resultados de su análisis de sangre eran ristras de números incomprensibles. Pidió a sus directores artísticos que los hacen parecerse a un informe de inversión. Volvieron con unos gráficos vistosos y fáciles de leer: una barra para cada número, verde en el extremo bueno y rojo en el extremo malo y una flecha indicando donde se hallaba él. ¡Zas!: los mismos datos, presentados con mejor software, y el mismo "consumidor" indolente de repente se convierte en capacitado. ¡Magia!

- Health Literacy Missouri [Alfabetización en la Salud en Misouri] está consiguiendo grandes resultados traduciendo la jerga médica en un lenguaje más sencillo. (Como consecuencia de una visita que les hice en 2011 puse en mi blog: "La Claridad es poder.")

- En el número de Febrero de 2013 de la revista de política sanitaria *Health Affairs* se publicó un artículo sobre la *alfabetización* en salud –pero ¿sabes de qué trataba? De mejorar la *claridad* de lo que nosotros damos a los pacientes en –teoría no– suficientemente-alfabetizados. ¡Genial! (Pero, ¿por qué siguen llamándolo "alfabetización"? Porque el supuesto cultural se basa en que los proveedores saben cosas y todos los demás deberían entenderlo pero no están lo suficientemente "alfabetizados").

Si piensas que los pacientes y familias deberían ser más listos, os animo a recordar a mis compañeros en la composición tipográfica que decían que los clientes tenían que ser más listos. Por favor, concentrémonos en lo que funciona: claridad.

En tanto en cuanto el consumismo y la elección del cliente llegan a la medicina, cualquier proveedor que quiera sobrevivir haría bien en dejar de pensar del mismo modo que los desarrolladores del producto que dijeron que los clientes no son lo suficientemente inteligentes. Si lo que tú quieres que las personas hagan no resulta fácil de entender, hazlo fácil.

8.
La Salud no es medicina.
El Tratamiento no es atención

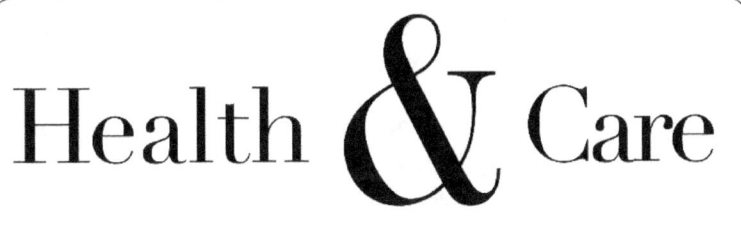

De una entrada de blog de Diciembre 2012:

A partir de ahora no se trata de "atención sanitaria" sino de "salud y atención."

¿Por qué? Porque estoy constatando cada vez más que es incompleto contemplar la transformación de la medicina hablando sólo de una parte de la atención –la parte que arranca cuando algo va mal. Todos nosotros –pacientes y proveedores y seguros y gobiernos e industria y todo el mundo –tenemos que pensar en la salud, cada vez que nos acercamos a un problema con el sistema de atención sanitaria.

Sé que no soy el primero en decir esto, pero como me gustan los eslóganes publicitarios ("Dejad que los pacientes ayuden," "Dadme mis malditos datos" etc.), soy muy sensible al poder del lenguaje bien aprovechado. Todo lo que he explicado anteriormente puede repetirse una y otra vez, pero no encaja fácilmente en el discurso cotidiano. **"Salud y atención" son un sustituto fácil y cómodo para la frase usual "atención sanitaria."** Y eso incrementa las probabilidades de que las personas utilicen el nuevo término.

Yo digo:

- La industria que llamamos "atención sanitaria" consta principalmente de medicina, habilidades médicas, y servicios médicos. Amo a la industria porque me salvó la vida, pero yo llamo medicina a la medicina.

- La salud es tu salud, tu bienestar. A lo mejor tienes una salud de hierro y por tanto nunca tienes que preocuparte. Pero yo sigo prefiriendo ir a revisiones –no hay que olvidar que el descubrimiento que me salvó fue durante una revisión rutinaria.

- Los tratamientos son buenos, pero están separados de la atención. Yo conozco a mucha gente que ha recibido tratamientos sin atención, y viceversa.

El lenguaje define nuestro pensamiento, por tanto digo que es bueno ser claro acerca de lo que hablamos. Hablemos de medicina cuando queremos decir eso, tratamientos cuando nos referimos a eso, y atención cuando queremos decir atención.

9.

El deseo de cuidar de nuestras familias es fuerte

En el mundo de la alta tecnología uno aprende a analizar por qué las cosas funcionan. Algunas ideas incendian el mundo, mientras otras (iguales de atractivas) no lo hacen. Es difícil de predecir –cuando se lanzó el iPad por primera vez, algunos blogueros dijeron "¿Por qué Apple ya no puede hacer nada bien?" Es difícil.

Por lo tanto en mi defensa a favor del compromiso del paciente he aprendido a ver cuándo hay resistencia y cuándo no la hay, y se puede resumir así:

> Hay mucha gente que no ve con buenos ojos que un adulto como yo realmente necesite husmear en su historial médico. Pero nadie se lo niega a un padre con un niño enfermo, o a un adulto que esté cuidando a un familiar anciano en casa.

Cuando me di cuenta de eso, dejé de hablar sólo de pacientes y cambié a "pacientes y familias". Gran parte del trabajo de salud y atención es esencialmente *entre* miembros de la familia, no sólo auto-ayuda.

También necesitamos activar a pacientes y familias, que vayan pensando, haciendo preguntas, e involucrándose en su salud y atención. Ahí también, parece más fácil enseñar a un adulto a que se involucre en la atención de *otra* persona –su niño, o un familiar mayor. Creo que podríamos tener éxito si les enseñamos a los adultos sus habilidades como e-pacientes mientras cuidan a otro. Por tanto, es posible que esas habilidades le sean familiares cuando les llegue su propia hora.

"Mi voz de madre de un paciente"

Kelly Young, la famosa "RA Warrior,"[1] dice que nunca tuvo problemas en estar alerta y firme con los pediatras de sus niños. Luego, dice, aprendió "a usar su voz de madre de un paciente" cuando hablaba con sus propios médicos. Me encanta.

Intenta pensar que eres igual de importante que un niño al que cuidas, e igual de valioso tu esfuerzo e implicación.

---

[1] Consulta su blog que es una mina de información en RAWarrior.com, y la Fundación de Pacientes Reumatoides que ella fundó. Vaya pedazo de paciente comprometida y empoderada –activada al aprender a utilizar su voz de madre de un paciente, para pelear por sus propios intereses de la misma manera que lo hace por sus hijos.

10.
Los pacientes saben lo que los pacientes quieren saber

Como alguien cuya vida fue salvada por la gran medicina y grandes clínicos, sé que hay que valorar el hecho de salvar vidas como lo mejor que la ciencia ofrece. Pero no es el único valor.

El conocimiento de la biología de un tumor, un virus, una bacteria tiene un innegable valor a la hora de salvar vidas. Pero hay valor, también, en los hechos prácticos que nunca verás en una revista científica revisada por pares, pero que sí encontrarás en comunidades de pacientes. ¿Por qué? Porque los científicos tienen sus prioridades, y los pacientes tienen las suyas. En mi propio caso, en menos de dos horas después de apuntarme a una comunidad de pacientes, me enteré de esto:

- El cáncer de riñón es una enfermedad poco común. Vete a un centro especializado dónde se tratan muchos casos.

- No existe cura, pero hay un tratamiento que normalmente no tiene ningún efecto, pero a veces sí lo tiene, y cuando lo tiene la mitad de las veces es completo y permanente.

- La mayoría de los hospitales no lo ofrecen, por tanto es posible que ni siquiera te digan que existe.

- Los efectos secundarios son graves –a veces matan al paciente. Por eso necesitas un centro especializado.

- Aquí tienes los nombres y números de teléfono de cuatro médicos cerca de ti que trabajan en ello.

Evidentemente esto tiene valor para los pacientes, pero *hasta la fecha, no hay ningún artículo científico revisado por pares que lo respalde.* ¿Por qué? Porque las prioridades de los científicos son válidas, pero los pacientes también necesitan otra información.

Entonces cuando se acercaba la hora de mi tratamiento, quería saber qué esperar de esos horribles efectos secundarios. Ninguna página web de científicos me ayudó, pero mi comunidad de pacientes me envió quince historias de primera mano. Ninguna habría aprobado la selección en una revista científica, pero todas eran útiles.

Y aquí viene la guinda: hoy mi oncólogo, el Dr. David McDermott, dice "no estoy seguro de que pudieras haber tolerado suficiente medicina si no hubieras estado tan bien preparado."

Hay que valorar el hecho de salvar vidas en la ciencia médica, pero no es todo lo que hay.

Dejad que los pacientes ayuden.

¿Cómo? Sigue leyendo.

2ª Parte:

Diez Maneras para Dejar que los Pacientes Ayuden

Primera pista:
Para evitar los errores causados por el pensamiento paternalista,
hay que incluir a los pacientes en toda la planificación, decisiones,
conferencias, y equipos de trabajo.

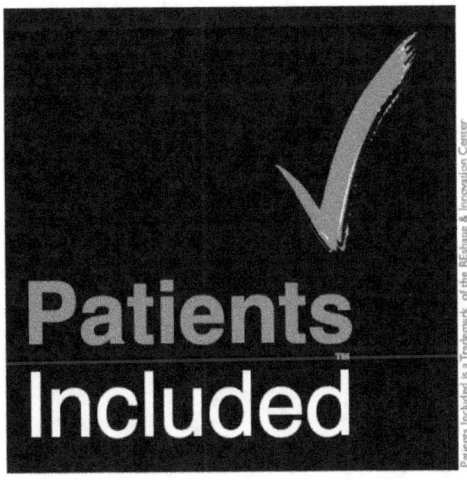

Este pin de "PatientsIncluded" [Pacientes incluidos] fue concebido
por mi amigo Holandés Lucien Engelen del REshape&Innovation
Center
en RadboudUniversity Nijmegen Medical Centre,
Nijmegen, Países Bajos.

¡Dejad que los Pacientes Ayuden!

1.
Dejad que los pacientes ayuden: ¡dadnos nuestros datos!

Por extrañas razones, mi primer discurso médico se tituló "Gimme My Damn Data"[1] [Dadme mis malditos datos]. Me quedé alucinado cuando se convirtió en Trending Topic [Tema del Momento], y se diseminó por todo internet, con miles de referencias en la web, un tazón para café[2], un rap[3] y una canción de rock.[4]

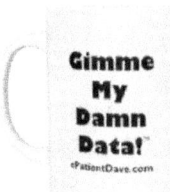

¿Por qué llamó tanto la atención? Porque muchos pacientes quieren sus datos –todos sus datos –y muchos proveedores y diseñadores de sistemas informáticos dicen que no es necesario. Nosotros no estamos de acuerdo:

- ¿De quién son esos datos?

- ¿Quién tiene todas las de ganar (o perder) al tener los datos completos, precisos y *disponible donde haga falta?*

- ¿Quién tiene derecho a limitar lo que yo quiera hacer con ellos?

---

[1] El video de ese discurso está en epatientdave.com/videos#med20

[2] bit.ly/datamug

[3] on.TED.com/Dave, a los 12 minutos

[4] bit.ly/DataSong

Al nivel más básico, queremos acceso a la historia clínica –todo lo que los médicos y enfermeros ven. Como dice el Dr. Sands "¿cómo pueden implicarse los pacientes si no pueden ver lo que yo veo?"

Pregunta por OpenNotes: En los EE.UU una nueva legislación hará realidad el acceso a nuestros historiales. Un amplio estudio de 2012 llamado OpenNotes [Anotaciones Abiertas] concluyó que **no destroza la vida de los médicos**. Y los pacientes quedan encantados.

OpenNotes consistió en un estudio de un año en tres centros médicos, financiado por la Fundación Robert Wood Johnson. Los pacientes tuvieron acceso sin restricciones a las anotaciones reales de sus médicos, en lenguaje médico sin alteraciones. No sólo estaban encantados los pacientes (el 99% quería seguir), sino que constataron otros muchos beneficios, y ¡el 85-89% de los pacientes dijeron que influiría en la elección de su médico![1]

Eso es un aviso anticipado pero potente de que la protección de los derechos del consumidor está llegando a la medicina: **el acceso del paciente se ha convertido en un asunto de negocio competitivo.** Pacientes: ¡pidan acceso! Proveedores: prepárense. Los resultados dicen *que no duele.*

En los congresos suelo oír muchas quejas acerca de la idea de acceso, que se puede resumir así: **"Los pacientes no entienden esto."** Y es verdad, si nunca has dejado que alguien viera algo, no lo entenderá (aún). Mi punto de vista:

> ### Es perverso excluir a las personas
> ### y luego llamarlas ignorantes.

Haz una búsqueda con los términos en negrita a continuación –son los primeros signos de un cambio real, cuyo potencial es evidente:

- **"Blue Button+"** para historiales médicos: El "Blue Button" [Botón Azul] original que en algunas páginas te dejaba *descargar*

---

[1]Los resultados también mostraron que, en contra de sus temores, el estudio apenas tuvo repercusión en las vidas de los médicos. Por eso, cuando el estudio terminó, ni un sólo médico salió – ni siquiera los escépticos. Busque "OpenNotes" para encontrar muchos artículos y entradas de blogs sobre este importante estudio.

tus datos médicos. El nuevo "Blue Button+" te deja *conectar* apps a tu historial médico.

- **Dr. Eric Topol,** quien escribió la introducción de este libro, es el gurú de los artilugios de salud personal –y lo que sus datos pueden hacer por nosotros. Busque su discurso TED "The wireless future of medicine" [El futuro inalámbrico de la medicina].

- Mi amigo **Hugo Campos**, quien tiene un desfibrilador implantado en su corazón, quiere acceso a *los datos sin procesar* provenientes del dispositivo… para que le ayuden a seguir bien. ¡El fabricante dice que no!

2.

Dejad que los pacientes ayuden a cuidar de sus familias

El deseo de cuidar de nuestras familias es fuerte. Cuando un paciente está en el hospital, hay que *agradecer* el deseo de la familia por entender lo que ocurre y participar en el cuidado del paciente.

- **Deberíamos dar la bienvenida a los esfuerzos de los pacientes para comprobar la historia clínica.** Mi amiga Marge Benham-Hutchins cuenta como siempre estaba al tanto de los resultados de las pruebas de su marido a través del portal del hospital… hasta que él ingresó en el hospital, ¡y dejaron de darle acceso! ¿No es eso ridículo? La hospitalización no es el momento de *frenar* el compromiso de los pacientes.

  - Algunos hospitales con visión de futuro incluso **dejan que las familias escriban en la historia clínica.** ¿Y por qué no? Habría que habilitar un sitio para los comentarios de paciente y familiares –y asegurar que el equipo asistencial lo lea.

- **Hay que agradecer que pregunten.** No es de mala educación si los pacientes (y familiares y cuidadores) hacen preguntas –¡es el compromiso del paciente! Hay que estar agradecidos. (Pacientes: ¡a preguntar! Respeten el tiempo de los médicos, pero comprométanse!)

- **Los clínicos deberían cambiar de turnos[1] delante del paciente,** para que paciente y familiares puedan escuchar mientras un turno informa al siguiente. Me dicen que numerosos estudios han demostrado que esto reduce errores de comunicación, desde cambios de medicación a la evolución del paciente. Piénsalo: cuando un médico empieza su turno, la información de la historia tiene que estar actualizada y ser precisa, pero nada garantiza que lo esté –por lo tanto ¿cómo puede hacer su trabajo de manera adecuada? Dejad que los pacientes ayuden a reducir errores.

- **Hay que agradecer los intentos de los familiares para comprobar que la medicación sea correcta.** No hay *nada* en un hospital moderno que garantice la perfección –dejad que los pacientes ayuden.

- **Hay que apoyar el compromiso de la familia, con un alojamiento nocturno cómodo.** Aunque mi hospital era genial, nos sentimos ofendidos por los horribles "sillones reclinables" que ofrecieron a mi mujer para pasar la noche. Ya nos sentíamos suficientemente estresados por el cáncer, ¿tenían que añadir la privación de sueño?

¿Por qué no compartir el plan asistencial?

Con demasiada frecuencia dejamos toda la responsabilidad en los clínicos con un exceso de trabajo en un sistema que no está exento de errores. Dejad que los pacientes ayuden.

En su discurso de apertura en Stanford en 2010, el famoso cirujano y autor Atul Gawande contó la historia de Duane Smith, que sobrevivió a un horrible choque frontal. Perdió el bazo pero con un tratamiento espectacular le dieron el alta al cabo de unas semanas en buenas condiciones –salvo que olvidaron darle tres vacunas que debería recibir un paciente que ha tenido una esplenectomía.

---

[1] "Cambio de turno" es cuando un clínico termina su turno de trabajo y deja la responsabilidad en manos del clínico del siguiente turno, explicándole el estado de cada paciente. Puede ser un momento de mucho ajetreo, y los errores en la comunicación no son infrecuentes –es de gran ayuda cuando la familia está escuchando.

Dos años más tarde, estando de vacaciones cogió una infección que se extendió rápidamente por su cuerpo; de nuevo se recuperó, pero perdió los dedos de manos y pies.

Si sus familiares hubieran buscado "esplenectomía" en Google, a lo mejor habrían dicho, "¿no hay que darle unas vacunas?" O, ¿qué habría pasado si el hospital hubiera compartido el plan asistencial? Algunos hospitales lo hacen[1] –¿por qué no el tuyo?

---

[1]Abington Memorial, en Pennsylvania, imprime un informe diario de su sistema de historiales médicos, en lenguaje coloquial, para que la familia pueda seguirlo. Dicen que no es raro en absoluto que un paciente vea un descuido. ¡Mejoras de calidad gratuitas!

3.
Dejad que los pacientes ayuden a recorrer el mundo en busca de información

Cuando los pacientes y familia quieren Boogloo[1], no hay que quejarse −sino enseñarles cómo hacerlo.

A lo mejor sólo están intentando entender −¡para estar comprometidos e informados! O en un caso difícil, a lo mejor intentan buscar algo que el médico no haya visto. *Esto no es un insulto para el clínico. Dejad que los pacientes ayuden.*

Recordemos al Dr. Lindberg: ya *nadie* puede saberlo todo. Él dijo que la lectura de dos artículos cada noche le dejaría atrás por 400:1. Hoy esa brecha es aún mayor −sólo en 2010 el sistema de publicación Medline indexó 800.000 artículos.

Tanto pacientes como clínicos tienen que darse cuenta de que no es ningún insulto si un paciente ha visto algo que un clínico ha pasado por alto. Algunos ejemplos:

- La mayoría de los pacientes con mi enfermedad nunca se enteran del tratamiento que yo recibí, a pesar de que es la única cura posible. No es realmente culpa de los médicos −¡la base de datos oficial del cáncer no está actualizada! Pero la comunidad de pacientes en ACOR.org está a la última.

---

[1] la búsqueda de información sobre salud en Bing, Google y Yahoo

- La paciente con cáncer de pecho con metástasis Judy Feder prolongó su propia vida en 18 meses al encontrar a un investigador que estaba estudiando un marcador biológico que parecía interesante. Lo llevó a su oncólogo (buen ejemplo de colaboración) y le dijo "¿qué te parece?" Probaron un par de cosas y ella ganó 18 meses adicionales viendo crecer a sus nietos.

- Mike Spencer, marido de Monique Doyle Spencer, encontró un remedio en internet para un efecto doloroso de la quimio que su mujer padecía, llamado "síndrome mano-pie." Una sencilla pasta de alheña y zumo de limón, y funcionó –pero ninguna revista médica lo ha descrito nunca.

Esto no quiere decir que todo en internet sea oro, hay mucha basura también. Pero es un error decir a los pacientes que se alejen de internet.

¿Recordáis la serie de TV "Doctor House"? Era un viejo cascarrabias, famoso por decir "¿y cuándo estudiaste tú medicina?" cuando un familiar tenía una idea. Había perdido el sentido de la realidad, y no sólo por sus problemas con las drogas.

Imagina a House teniendo un despertar –imagina un familiar entrando en escena diciendo "doctor, he encontrado esto –¿qué opinas?" y el escéptico de House lo mira, se da cuenta de que tiene sentido, y tiene una epifanía: los pacientes pueden de verdad ayudar.

Imagina, entonces, un episodio posterior en el que los médicos jóvenes no tienen ni idea. Imagina que House les mira, girando sobre su bastón, y con su habitual desprecio les dice "vale, vosotros no tenéis respuestas, ¿habéis preguntado a la familia para ver si ellos han encontrado algo?"

Ese es el futuro de la medicina.

4.

Dejad que los pacientes ayuden con calidad y seguridad

Este es un tema sensible, porque en gran medida la mayoría de nosotros lo negamos. (En el Apéndice se habla de esto.) Miles de personas mueren cada día por errores médicos, pero esto es impensable para la mayoría de nosotros, porque la mayoría de los pacientes *no* mueren.

Nunca me he encontrado con nadie que no quisiera arreglar esto, pero me he encontrado con muchos que no quieren *hablar* de ello. Esto hace que sea difícil mejorar en ese sentido. Podríamos hacer dos cosas al respecto: podríamos quejarnos a los clínicos para que asuman toda la responsabilidad, o podemos dejar que los pacientes ayuden.

- **Cuando el paciente o familiar pide ver la historia clínica,** hay que ponerlo a su disposición: la mayoría de las historias clínicas contienen errores. Recuerda, estos datos se leerán en algún momento, la única razón por la que se registra la información (en papel o en un ordenador) es para que alguien pueda leerla más adelante. ¿Por qué no dejamos que la familia la revise?

- **Cuando el paciente o familiar quiere revisar la medicación** que recibe, hay que agradecérselo.

- **Cuando dicen, "no te he visto lavarte las manos,"** dales las gracias y luego hazlo.

Y así seguimos –creo que lo entiendes.

No se trata sólo de un tema de derechos de los pacientes. Por supuesto que los pacientes se juegan más en caso de un error médico, pero también es un flaco favor para cualquier médico hacerle trabajar en un medio peligroso y tenga que aguantar toda la responsabilidad cuando algo sale mal. Sentí muchísima pena cuando me enteré de que una enfermera de pediatría en Seattle *se suicidó* en 2011[1] después de que un niño que estaba bajo su cuidado murió a causa de un error. Imagina lo mal que se sentiría, para acabar con su vida teniendo ella misma tres niños.

La verdad incómoda es que estas personas –con todos sus años de formación –trabajan más o menos sin red, sin las salvaguardas que consideramos normales en otras esferas de la vida. Nuestras calles tienen bordillos para que la gente no conduzca en el acerado, una manguera para diesel no cabe en un depósito de gasolina, sin embargo, aunque los hospitales son sitios mortales, las protecciones equivalentes no existen.

Podemos seguir negándolo y rezar (literalmente) para que las cosas salgan bien. Pero también podemos espabilarnos y ser sinceros con nosotros mismos. Proveedores sanitarios, necesitamos un lugar de trabajo médico más seguro. Pero hasta que lo tengamos, *dejad que los pacientes ayuden*. El corazón roto que salvas puede ser el tuyo.

Dejad que los pacientes ayuden... a evitar desastres evitables.

Dejad que los pacientes ayuden... a evitar juicios evitables.

---

[1]http://well.blogs.nytimes.com/2011/07/06/when-nurses-make-mistakes/
(Buscar por "When Nurses Make Mistakes" [Cuando l@s enfermer@s cometen errores])

5.
Dejad que los pacientes ayuden a controlar el gasto asistencial

A algunos no les va a gustar este capítulo porque ellos se benefician de gastos médicos elevados. A todos los demás, suban abordo:

> Para reducir el gasto, sólo hay que dejar que los pacientes sepan lo que va a costar todo, e informarles de las distintas opciones. Verás lo que sucede.

En 2012 el Instituto de Medicina (EE.UU) dijo que había $750 mil millones de gasto innecesario en la medicina estadounidense. Eso es mucho dinero, y los que lo perciben no quieren que pare ese flujo.[1] Por ejemplo, cuando opté por seguros con franquicias elevadas[2] en 2011, las facturas que solían volar por mi puerta (para pagar el

---

[1] En 2006 el magnífico economista en temas de salud Uwe Reinhardt publicó un artículo titulado "Hospital pricing in America: Chaos behind a veil of secrecy" [La determinación de precios en hospitales de Estados Unidos: El caos detrás de un velo de secretismo]. No me lo estoy inventando; búscalo en Google. Y preguntas: ¿por qué sigue subiendo el gasto? Ver también el ensayo de Stephen Brill de 25.000 palabras ¡—más grande que este libro! —"BitterPill: Why medical bills are killing us" [La Píldora Amarga: Porque las facturas médicas nos están matando] en la portada de *Time*, 4 de Marzo, 2013.

[2] "Elevadas franquicias" significa que pagas muchas facturas antes de que el seguro pague nada.

seguro) empezaron a acabar en mi buzón. No las entendía, y mientras intentaba buscar opciones, aprendí que puede ser muy difícil separar el gasto necesario del innecesario.

Me abrió los ojos, y supongo que fue realmente lo que me empoderó. Me despertó.

Primero recibí un EOB[1] por un TAC:[2] 1.736 dólares, pagados de mi bolsillo. Quince líneas con partidas de gastos aparecieron, sin ninguna explicación. Llamé para preguntar: "¿Qué significan todas estas cosas?" Mi compañía de seguro contestó: "No lo sabemos". Yo dije, "¿cómo sabemos si me han cobrado por error, o si ha habido fraude?". Y me dijeron: "Oh, si hubiera habido fraude haríamos algo al respecto."

A partir de ese momento me comporté como un consumidor cualquiera –y resulta que soy mucho mejor comprador que mi compañía de seguros. Yo les preguntaba: "¿Cuánto debería costar esta vacuna?" y ellos contestaban: "No lo sabemos". Les pregunté: "¿Cuánto debería costar este cáncer de piel?" y respondieron: "Nosotros no tenemos esa información. Pregunta en tu hospital." El hospital dijo: "No lo sabemos –depende de tu seguro".

Y sin embargo en 2012 en la gran conferencia TEDMED en el Centro Kennedy en Washington, un invitado de Quest Diagnostics dio un discurso sobre por qué los "pacientes son pésimos consumidores." ¿De verdad, Quest? Podrían empezar dándonos algunos números, entonces ya veríamos quien compra mejor. (*Vuestro laboratorio* –por cierto– fue uno de los proveedores que contestaron: "No lo sabemos".)

Para mi cáncer de piel decidí hacer el trabajo de campo yo mismo y preguntar, preguntar y preguntar hasta conseguir respuestas. Todo

---

[1] EOB: Explicación de Beneficios –una hoja críptica llena de códigos y números enviada por tu compañía de seguros que en teoría explica todas las cosas buenas que han hecho por ti. Escribí una vez en un blog que la Comisión Federal de Comercio debería prohibir "explicaciones" que nadie entiende. ¿Tú entiendes la tuya? ¿Te has quejado?

[2] Para más info sobre estos esfuerzos, busque "cost-cutting" [reducción de gastos] en epatientdave.com.

el mundo con quien hablé era muy educado, ¡pero no tenían la información! Llamé a tres hospitales diferentes, y cada vez tenían que buscar información en sus archivos. Intentaron ayudar, *pero no tenían ninguna experiencia* en contestar a la pregunta "¿cuánto costará esto?". Pero todo esto cambiará en cuanto los pacientes empiecen a preguntar.

Si eres un comprador atrevido –o conoces a alguien que lo sea –puedes hacer lo que yo hice: hincar los dientes en la pregunta y no soltarla. Al fin y al cabo, los pacientes son los últimos interesados – *ellos* deberían tener listas de precios y datos sobre calidad y seguridad.

Entonces podremos ir al siguiente paso:

6.

Dejad que los pacientes decidan en qué se gasta el dinero

Esto nos lleva a una reflexión aún más profunda: si queremos mejorar el valor del gasto médico, ¿quién define lo que es "valor"?

¿Es lo que un médico dice que es lo mejor para ti? Si es así, ¿qué pasa si varios médicos dicen cosas diferentes? (Suele ser así.)

¿Es el tratamiento con los datos más atractivos? Si es así, ¿es la forma de medir los datos lo que *a ti* te importa? Conozco a una madre cuyo bebé tenía convulsiones persistentes. Un importante hospital infantil dijo a la familia que tenían que cambiar a un tratamiento nuevo, pero otros padres decían que este nuevo tratamiento hacia la vida muy difícil. ¿Quién debe decidir qué es lo importante?

El hospital tuvo un actitud paternalista: decían que *ellos* eran los expertos, y la opinión de la familia no valía nada. Les hicieron ir a otro hospital.

¿Te parece bien eso? Algunos piensan que es el deber del profesional actuar conforme a las mejores estadísticas –pero ¿qué pasa si no hay mediciones sobre lo que importa a la familia, porque los investigadores no preguntaron a los pacientes que querían que investigasen? (Casi nunca lo hacen –porque los científicos consideran que su trabajo es saber lo que es importante.)

¿Deberíamos gastar más en curar o en prevenir? ¿Qué tiene más valor? Muchas veces los pacientes con condiciones crónicas quieren *alivio* más que una explicación científica de *por qué* les duele.

Este aspecto ganará relevancia en cuanto recortemos el gasto excesivo, que el Instituto de Medicina dice ser necesario. Evidentemente las personas de la industria pelearán por preservar sus puestos de trabajos. Eso está bien, pero debemos estar seguros de que mientras se recorta, **las necesidades de las familias sean escuchadas** alto y claro, si no seguramente serán ignoradas. Dejad que los pacientes ayuden a fijar las prioridades.

7.
Dejad que los pacientes utilicen sus habilidades de compradores informados

El mundo de los negocios ha sido transformado por el consumidor informado: la capacidad de los clientes para evaluar sus opciones, elegir lo que quieren, y premiar los que les gusta. Eso no ha llegado todavía a la medicina en EE.UU: las familias apenas tienen herramientas de comparación para comprar.

No se trata sólo de un tema de "derechos de los pacientes" –si desconocemos públicamente a los mejores proveedores, ¿cómo puede premiarlos el mercado? Dejad que los pacientes *informados* ayuden a mejorar la medicina.

El paciente como chivo expiatorio fiscal

Como dije antes, en la gran conferencia TEDMED, un invitado de la industria dijo: "Los pacientes son pésimos consumidores". ¿De verdad? Vamos a ver las definiciones: los consumidores empoderados son personas que...

- deciden lo que quieren
- investigan sus opciones (por precio, calidad, conveniencia y servicio / satisfacción)
- realizan una elección informada.

¿Puedes hacer esto en medicina?

Si te dicen que necesitas un Tratamiento X, ¿puedes encontrar:

- ¿quiénes son los que hacen ese procedimiento en tu zona?
- ¿buenas opciones fuera de tu zona? (¿A qué distancia está la mejor?)
- **Precio:** ¿Puedes averiguar cuál será el coste, tanto coste total y lo que tú habrás desembolsado después del pago del seguro?
  - o Sitios Web como Healthcare Blue Book y Castlight Health ofrecen herramientas para empresas, pero no para el público. Clear Health Costs es una nueva empresa cuyos datos son abiertos.
- **Calidad:**
  - o *Positiva (tasa de éxito):* que yo sepa no hay información publicada en ningún sitio sobre los índices de éxito de un hospital específico con un tratamiento determinado.
  - o *Negativa (complicaciones):* Sitios web como Hospital Compare y Leapfrog Group's Hospital Safety Scores publican los índices de infección e índices globales de mortalidad por accidentes y complicaciones. En los hospitales más seguros de EE.UU, el 5% de sus pacientes quirúrgicos mueren después de la intervención por culpa de complicaciones. Pero no hay manera (todavía) de conseguir esa información para procedimientos individuales.
- **La conveniencia** es más sencilla –ubicación y horas. Pero algunos ofrecen más: programación de citas online, historiales médicos online y pagos online pueden marcar la diferencia en el conjunto de la experiencia del cliente.
- **Servicio y satisfacción:** Todavía no disponemos de buena información sobre dónde los pacientes están más satisfechos, pero las puntuaciones "HCAHPS" del gobierno van en la buena dirección, y los sitios de evaluación de médicos como Health Grades representan un primer paso.

Cuando los pacientes tengan *ese* tipo de datos, *entonces* veremos si son buenos consumidores. Hasta entonces, es un abuso insultarles.

Una nota final sobre cultura: ¿Has preguntado alguna vez a un hospital o a un médico cuál es su índice de infección? La mayoría de las personas no se atreverían a hacer esa pregunta. Pero eso también cambiará –y los mejores proveedores harán *publicidad* con sus respuestas.

El consumo informado funciona. Pero sólo cuando conocemos todas nuestras opciones.

8.

Dejad que los pacientes ayuden a decidir su tratamiento

La práctica correcta en la medicina está cambiando de **consentimiento** informado ("esto es lo que voy a hacer –firma aquí tu consentimiento") a **elección** informada ("hay varias opciones, con sus pros y contras. Vamos a hablar de ellas antes de que elijas.") Tienes todo el derecho a ser informado de las distintas opciones para cualquier decisión, tienes todo el derecho a preguntar.

Durante mi revisión fatídica en 2006, el Dr. Sands me dijo que a la edad de 56 debería pensar en hacerme pruebas de próstata. Me dijo que lo pensara –no que lo hiciera.

Dijo: "El tema es que no hay ninguna prueba que diga definitivamente si hay un problema o no, y si lo hay, no está claro qué hacer al respecto, porque no hay un tratamiento que valga para todo el mundo. Un falso positivo puede de hecho *causar* problemas, por el hecho de tratar un problema que no existe."

Años más tarde aprendí que él había ejemplificado como los médicos deben afrontar este asunto con los hombres. La verdad es que las opciones para el tratamiento de la próstata muchas veces tienen importantes efectos secundarios, incluyendo la incontinencia (llevas un pañal el resto de tu vida) y la impotencia.[1] Y décadas de investigación han demostrado que incluso los médicos con mejores

---

[1] Temas médicos borrosos ganan nitidez cuando implican temas íntimos.

intenciones son un desastre cuando se trata de averiguar lo que quiere un paciente.

El remedio es así de sencillo: explicárselo al paciente, y dejar que él o ella decida. Se llama Toma de Decisiones Compartida –TDC. Creado por el Dr. Jack Wennberg en los años 70, este campo goza ya de décadas de investigación que avalan sus métodos y beneficios.

Y sin embargo ni siquiera esto es automáticamente sencillo: si un paciente se va a empoderar y activar, tiene que *comprender* el mensaje. Y con demasiada frecuencia no se explican bien las diferentes opciones.[1]

No estoy bromeando –esto es importante. En 2012 tuve el placer de compartir con el Dr. Wennberg una charla como invitado, y él dijo que después de años intentándolo: "Al final, la elección quedó en mear mejor o sexo. Y cuando lo planteamos en esos términos, la toma de decisiones compartida *fluyó* en la conversación."

Claridad es poder. De verdad.

---

[1] Un consejo para proveedores: prueba el método de pedir al paciente que repita lo que acabas de decirle. Un consejo para el paciente: si no te piden esto, pídelo tú mismo. Puedes decir, "¿podría repetirte eso, para ver si me quedó suficientemente claro?" Y si el médico no tiene tiempo, podrías llamar a un enfermero más tarde.

9.

Dejad que los pacientes ayuden a fijar prioridades de investigación

Este tema es más profundo, pero cuando alguien a quien amas tiene una enfermedad incurable, te afecta de verdad. Y en las comunidades de pacientes altamente comprometidas los sentimientos son bastantes fuertes.

El objetivo de la ciencia –el método científico– es obtener conocimiento fiable, para que los tratamientos y futura investigación puedan construirse sobre una base sólida. ¿Pero quién dice cómo se hace eso? ¿Y quién decide *qué* objetivos de investigación hay que perseguir?

Si la enfermedad es progresiva, causando un declive inexorable... si tu cuerpo se está yendo, o tu mente, ¿qué quieres que busquen los investigadores? ¿Quieres:

- Una comprensión más profunda de **por qué está sucediendo**? Esto es **ciencia**, tal cual –la búsqueda de conocimiento.

- **Alivio de síntomas**, incluso si no sabemos por qué funciona? Esto es más como la **ingeniería.**

- **Un abanico más extenso** de posibles tratamientos? Esto es lo que pasa cuando hay una carrera por la **innovación.**

Entender por qué sucede puede llevar algún día a una cura más eficaz. Pero, es posible que estés muerto. Aunque por otra parte, algún día podría ayudar a tus descendientes. ¿Quién fija la prioridad?

Mis amigos con Parkinson tienen fuertes opiniones sobre esto. Mis amigos con enfermedad reumatoide tienen opiniones tan fuertes que cambiaron el nombre de la condición "artritis reumatoide" –en base a la *evidencia* de que la ciencia lo había nombrado de forma equivocada. Ahora ellos definen su propia agenda de investigación. Y la ciencia, ¿debería escuchar esto o refugiarse en su búnker?

Su actitud no es anti-ciencia, es asociarse con la ciencia. Tanto el Parkinson's Pipeline Project y la Rheumatoid Patient Foundation siguen normas estrictas y son respetados por los científicos. Las preguntas que plantean no parecen tener fin y todas son válidas:

- **¿En qué debería centrarse la investigación** – mejores tratamientos, o en la prevención y cura? ¿Quién decide?

- **¿Quién pone el listón sobre cuándo aprobar nuevos tratamientos,** y cuando esperar porque no tenemos suficientes garantías de que sean seguros y eficaces?[1] Cité antes a mi amigo Perry, que tiene Parkinson: "Hasta que ves que tus días están contados, no te *das cuenta* de lo que es importante."

- **¿Qué pasa si algo inesperado y bueno ocurre** durante un ensayo clínico? Ha ocurrido varias veces durante estudios sobre Parkinson, pero los investigadores han rechazado las buenas e inesperadas noticias, llamando tal efecto placebo "ruido" (información no útil), incluso llegando a cancelar algunos estudios. Pero tales beneficios placebo han perdurado durante *años después* del estudio. ¿La ciencia debería investigar por qué? Los pacientes piensan que sí: "No sé qué era eso, ¡pero quiero más! ¡Estúdialo!"

En la industria, si algo útil ocurre por azar puedes *estar seguro* de que el laboratorio lo perseguirá. Así es como se inventaron los Post-It (un fallo del adhesivo –no se pegaba), y es incluso como se descubrió

---

[1] El movimiento SIDA/VIH se opuso frontalmente y con éxito a las prioridades del sistema. ¿Qué diferencia hay con otras enfermedades progresivas?

¡Dejad que los Pacientes Ayuden!

el efecto mágico de la Viagra: era una fármaco para el corazón, pero algunos pacientes notaron un efecto secundario estimulante.

¿Quién decide en qué se debería gastar el dinero de la investigación?

10.
Dejad que los pacientes digan lo que significa 'centrado en el paciente'

En los años venideros esta cuestión va a ser cada vez más importante. El negocio de la medicina tiene que estar mucho más centrado en el paciente. Pero para alguien que siempre ha pensado desde el punto de vista de la institución, esto no es fácil.

Mi amiga Cristin Lind tiene un método infalible para determinar que una clínica está centrada en el paciente. Cuando te dan la hora de una cita, ¿es esta la hora en la que *tú* debes estar allí, o la hora en la que *el médico* te verá?

- El punto de vista centrado en el paciente es: "Tengo que estar allí a las 8'30h".

- El punto de vista centrado en la clínica es: "Nuestro recurso [el médico, escáner, etc.] está reservado a las 8'40h."

¿Lo ves? Centrado en el paciente es desde el punto de vista del paciente, cualquier otra cosa no lo es.

Pasaba lo mismo en mi propio hospital: para hacer el TAC a las tres de la tarde, tenía que llegar mucho antes para beber la pócima mágica que ilumina mi interior. En mi calendario tenía que apuntar las 13'30h, pero en el portal del paciente sólo vi cuando estaba reservado *su activo* (el escáner): 15'00h.

Luego, para la reunión de seguimiento con el equipo asistencial, el portal dijo que tenía tres citas, ¡todas a la misma hora! Resulta que en mi calendario era una cita –pero tres de *sus* recursos estaban involucrados. Tres médicos, en la misma habitación a la vez. Punto de vista centrado en el paciente: una cita. Punto de vista centrado en el negocio: tres citas.

Los hospitales con visión de futuro ya están cambiando esto, y tengo una predicción: en los años venideros, algunas prácticas médicas y algunos hospitales empezarán a actuar como negocios centrados en el cliente –y los que no lo hagan empezarán a aparecer desorganizados y descorteses. Y eso hará tambalear la confianza de cualquier consumidor.

Por fortuna, el remedio es realmente sencillo: sólo escuchar, *escuchar de verdad*, lo que tus pacientes-consumidores intentan decirte. Para escucharlo es posible que tengas que renunciar a tu propio punto de vista.

Para resumir, deja que los pacientes te ayuden a hacer tu negocio más competitivo.

3ª Parte: Hojas de consejos:

Cómo ser e-Pacientes y Proveedores que Empoderan

Incluye la guía del Dr. Danny Sands sobre el uso seguro y eficaz de la web

Diez cosas que los e-pacientes dicen para implicarse en su cuidado

1. El conjuro mágico
Di esto, y ¡zas!: te estás implicando:

"Soy el tipo de persona a quien le gusta comprender todo lo que puedo acerca de mi salud. ¿Puedo hacer algunas preguntas?"

2. "He encontrado este sitio web. ¿Qué opinas?"

3. "¿Cómo puedo hablar con otros pacientes?" (Online o no)

4. "¿Cuánto costará esto?"
   En el momento de escribir esto, casi nadie lo sabe. Ayuda a cambiarlo: sigue preguntando.

5. "¿Existen otras opciones?"
   "¿Qué pasa si elijo 'no hacer nada'?"

6. "¿Hasta qué punto son concluyentes los resultados?"

7. "¿Cuál es tu tasa de infección?"

8. "¿Podría ver mi historia clínica?"
   [o la de mi madre, mi hijo, mi amigo, si estás autorizado]

9. "Esto en la historia no está bien / no ocurrió / falta. Por favor, corríjalo."

10. "¿Cuál es el tratamiento estándar de mi enfermedad?
    ¿Cuándo se actualizó?"

Diez cosas que los médicos dicen que animan al compromiso del paciente

Por el Dr. Danny Sands

1. "Estoy aquí para trabajar conjuntamente contigo por tu salud. Somos un equipo."

2. "Aprende todo lo que puedas acerca de tu enfermedad. Aquí tienes algunas maneras de empezar."

3. "Habla de tu enfermedad con otros pacientes como tú."

4. "Te animo a que busques una segunda opinión antes de tomar una decisión sobre cirugía mayor u otros tratamientos importantes."

5. "No tengo la respuesta a tu pregunta, busquémosla juntos."

6. "Hay varias opciones, cada una con sus pros y contras. Vamos a hablar de tus preferencias."

7. "Aquí puedes contactar conmigo online."

8. "Estas son las cosas que me gustaría tratar hoy; ¿cuáles son tus preocupaciones?"

9. "¿He hablado de todas tus preocupaciones? ¿Hay algo más?"

10. "Puedes consultar los resultados de tus pruebas y el resto de tu historial médico online cuando quieras. También puedes utilizar nuestra web para programar una cita, pedir una renovación de prescripción, o cualquier otra tarea administrativa."

Diez cosas que los médicos dicen (o hacen) que <u>desaniman</u> al compromiso del paciente

Por el Dr. Danny Sands

1. "Esto es lo que vas a hacer."

2. "Aléjate de internet. Y si buscas, no traigas nada aquí –no tenemos tiempo para eso."

3. "Nosotros te llamaremos si algo va mal. Si quieres los resultados de tus pruebas, tendrás que pedir una cita."

4. "Si quieres ver tu historial médico, habla con la oficina –ellos te dirán cuánto cuesta."

5. "No intentes diagnosticarte y tratarte a ti mismo –yo soy el médico."

6. "Sé que nuestros teléfonos siempre están ocupados, pero esa es la única manera de ponerse en contacto con nosotros."

7. *Normalmente se piensa pero no se dice:* "No me hace gracia que hayas buscado una segunda opinión, ¿no te fías de mí?"

8. Dictando la agenda de la visita sin pedirle opinión al paciente.

9. "Hemos hecho todo lo que necesitaba hacer hoy. Lamento que no tengamos tiempo para hablar de tus cuestiones. Por favor, pide otra cita."

10. No devolver la llamada a los pacientes –obligándoles a acudir a la consulta.

Para los pacientes: colaborar eficazmente con vuestros médicos

Por el Dr. Danny Sands
(¡y aprobado por el e-Paciente Dave!)

1. Ten en cuenta que la atención sanitaria debe ser una colaboración entre el paciente, los que le cuidan, la familia, y los médicos.

2. Sed mútuamente respetuosos con las contribuciones de cada uno. Tu médico es un experto en medicina, pero tú eres un experto en ti.

3. Responsabilízate de tu salud –la atención sanitaria no es un deporte para espectadores: es participativa.

4. Prepara tu visita: lee sobre tus enfermedades, repasa tu historial, haz una lista para que no se te olvide, y habla de los temas a tratar por adelantado.

5. Ten presente que no eres el único paciente de tu médico, por tanto tienes que respetar su tiempo. Si algunos temas pueden esperar, quizás sería apropiado pedir otra cita. Asimismo respeta el tiempo en tu comunicación online–no intentes gestionar algo por email que quizás tu médico preferiría discutir por teléfono o en una cita.

6. Comunícate –y si tu médico no puede hacerlo, ni hablando ni escuchando, encuentra uno que sí pueda. Si la comunicación falla, eres tú quien más sufre.

7. Toma notas, y obtén copias de las de tu médico.

8. No exijas pruebas o tratamientos a tu médico –habla de ello. Tu médico puede tener razones fundadas para decir sí o no; sé un buen socio.

9. Sé responsable de tu bienestar. Mantente en contacto. Haz tu parte, haz lo que puedas para cuidar de ti mismo, y busca ayuda profesional cuando sea necesario.

10. Haz comentarios constructivos a tu equipo de atención, con las cosas buenas y también las malas. Escucha lo que te contestan, y acepta los comentarios sobre tu propia participación. Eso es cooperación.

Las reglas del Dr. Danny Sands para un uso inteligente de la web

Hay un sinfín de información online sobre la salud, y la mayor parte es de buena calidad y gratuita. Pero mezclada con este tesoro también hay basura: puede ser información mala o sesgada, a veces porque el autor quiere vender algo o porque tiene una creencia fija pero equivocada, o debido al patrocinio comercial sin líneas editoriales claras que marquen una nítida línea divisoria entre el patrocinio y el contenido médico.

Sigue algunas reglas sencillas para evitar que te engañen o que te hagas daño a ti mismo:

1. Pregunta a tu médico si tiene algunas sugerencias sobre dónde empezar a buscar –puede que conozca algunos sitios útiles.

2. Aprende a identificar entre sitios web sobre salud buenos y malos, utilizando guías tales como:
    a. MLANet – el sitio web de la Asociación de Bibliotecas Médicas (MLA) de EE.UU.[1]
        Consulta su *MLA User's Guide to Finding and Evaluating Health Information on the Web* [Guía de usuario de la MLA para Encontrar y Evaluar la Información sobre Salud en la Red] y *Deciphering Medspeak* [Descifrando el Lenguaje Médico]
    b. Videos de Medline Plus y Cool Tools.[2] Consulta los botones *Evaluating Health Information* [Evaluando Información sobre Salud] y *Understanding Medical Words* [La Comprensión de Palabras Médicas]
    c. El código de conducta de Health on the Net[3]

3. Otros pacientes también pueden orientarte hacia sitios web útiles. Pero el mero hecho de ser recomendado por un

---

[1]MLAnet.org/resources/consumr_index.html
[2]nlm.nih.gov/medlineplus/videosandcooltools.html
[3]HON.ch/HONcode/Patients/Conduct.html

¡Dejad que los Pacientes Ayuden!

compañero no significa automáticamente que sean de fiar
–aplica también a estos sitios los criterios de filtrado descritos
anteriormente.

4. No tomes un diagnóstico online demasiado en serio hasta que
    sea confirmado por un profesional médico. Podría ser cierto,
    pero también podría hacerte pensar en algo mucho más grave de
    lo que es (o viceversa). Sobre todo evita el diagnóstico online si
    tienes tendencia a ponerte nervioso.

5. Los departamentos de salud nacionales suelen tener excelentes
    recursos online sobre salud. En los EE.UU, se trata de
    MedlinePlus.gov. Algunos sistemas de proveedores de salud
    también los ofrecen como Kaiser, la Adminstración de Veteranos
    y la Clínica Mayo.

6. Sitios sobre ensayos clínicos, tales como ClinicalTrials.gov y
    otros pueden ser útiles si tienes una enfermedad grave.

7. No te sorprendas si encuentras los mismos artículos en muchos
    sitios web distintos –muchos sitios publican artículos del mismo
    grupo reducido de fuentes.

8. Cuéntale a tu médico los sitios web que te son útiles –quizás
    quiera verlos y recomendarlos a otros pacientes.

9. Tu médico puede tener acceso a recursos online más detallados
    que requieren suscripción, y es posible que te pueda dar acceso
    temporal o copias, algunas veces hay versiones para pacientes o
    profesionales. Pide la versión con la que te sientas más cómodo.

10. Utiliza Google Académico (scholar.google.com) o PubMed
    (pubmed.gov) de la Biblioteca Nacional de Medicina si buscas
    artículos científicos sobre un tema determinado.[1] Recuerda

---

[1] En la mayoría de los casos, sólo podrás leer el *abstract* (un breve resumen)
de forma gratuita—las editoriales pueden cobrar cantidades exorbitantes
de dinero por el acceso a artículos individuales. Sin embargo, es posible
que puedas conseguir acceso gratuito a todo el texto de algunos de estos
artículos a través de tu hospital, la biblioteca de una escuela médica
cercana, o incluso a través de tu médico (pero pídelo con cautela, porque

mientras hagas esto que el hecho de que un artículo aparezca en
una revista (incluso uno en teoría revisado por pares) no
significa automáticamente que sea un buen trabajo académico.
Algunas revistas tienen niveles de calidad más altos que otras (y
algunas revistas marginales parecen tener niveles muy, muy
bajos).

---

es una incomodidad para ellos).

Diez cosas que las aseguradoras y los empresarios afirman para dejar que los pacientes ayuden

¡Esta sección está en beta! Entrega tus sugerencias en los comentarios de la página del Libro en epatientdave.com.

Empresarios, aseguradoras, ¿qué hacéis?
Pacientes, ¿qué queréis escuchar de ellos?

1. "Así es como ser un e-paciente –diez cosas que los e-pacientes dicen."

2. "Aquí hay algunos proveedores que dan la bienvenida a pacientes implicados."

3. "Implícate en tu salud. Nosotros cubrimos la prevención y revisiones rutinarias al 100%.

4. "Vamos a poner un centro médico en tu lugar de trabajo para facilitarte las revisiones. ¡Aprovéchalo!"

5. "Aquí tienes lo que esto debería costar. Y aquí tienes unas herramientas para buscar comparaciones, si quieres."

6. "Conoce la atención estándar para ti. Esto te enseña cómo."

7. "Estas son las cifras de calidad y seguridad para los médicos y hospitales en tu zona."

8. ?

9. ?

10. ?

¡Envía tus sugerencias!

¡Dejad que los Pacientes Ayuden!

Epílogo:
El Camino por Recorrer

Mientras se publica la primera edición de este libro, el papel del paciente en la salud y atención está cambiando con rapidez. Mientras escribo estas palabras la revista sobre política sanitaria *Health Affairs* acaba de publicar un número entero (Febrero 2013) titulado "New Era of Patient Engagement" [Nueva Era del Compromiso del Paciente]. Cita a un grupo creciente de estudios que asegura que los pacientes implicados se encuentran mejor y cuestan menos. Y si eso no tiene valor, no sé qué lo tiene.

Pero la revista también hace hincapié en que tenemos mucho que aprender sobre cómo hacerlo bien. Esto es un tema que me fascina en mi trabajo actualmente, y es una pregunta en la que los lectores de este libro se sumergirán. Estamos creando una nueva cultura.

Con independencia de lo que pasa a nivel político, el cambio cultural sólo es real cuando cambia **lo que las personas se dicen entre ellas**. Y ahí es donde tú entras en escena. Sí, tú, aunque no seas un paciente todavía, un proveedor, o cualquier otra persona en el mundo. Tú. Lo que *tú* dices.

En este corto libro he destilado mi punto de vista del movimiento en diez conjuntos de diez puntos y diez acciones, con un título aún más sencillo: Dejad que los pacientes ayuden. ¿Por qué tan corto y sencillo? Porque los libros grandes no se leen, sin embargo las instrucciones concisas son fáciles de asimilar. Y quiero que asimiles estos puntos.

La medicina podría aprender mucho de eso.

Sé un líder en tu círculo de amigos y compañeros: habla de forma diferente.

Acerca de los Autores

"e-Paciente Dave" deBronkart
es uno de los principales exponentes
del movimiento para el
empoderamiento de los pacientes.

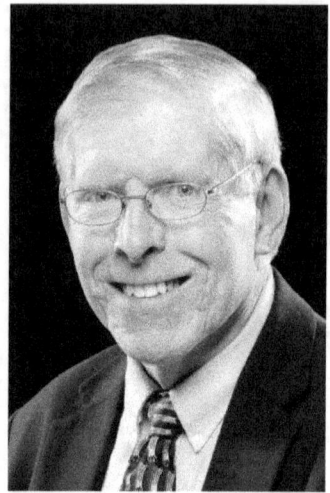

Un destacado ponente de alto
reconocimiento internacional y asesor
de política, escribe en el blog de Forbes
"Let Patients Help" [Dejad que los
Pacientes Ayuden], y en su propio
sitio, ePatientDave.com. La página
"about" [sobre] de su sitio web tiene
más detalles.

El Dr. Danny Sands, el médico de
atención primaria de Dave, es un apasionado sobre la
transformación de la atención sanitaria. Un médico en ejercicio con
formación y experiencia en informática clínica, ha desarrollado
varias funciones en la industria
informática sanitaria desde 2004.
Durante casi 14 años en el Centro
Médico Beth Israel Deaconess él
desarrolló e implementó sistemas
innovadores para mejorar la provisión
de atención clínica y el compromiso
del paciente, incluyendo sistemas de
apoyo para decisiones clínicas, el
historial médico electrónico y uno de
los primeros portales de pacientes en
el país.

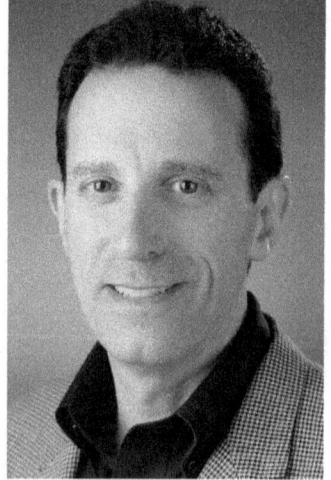

El Dr. Sands ha recibido varios
honores en el mundo de la salud,
incluyendo el reconocimiento en 2009 por la revista *Health Leaders*
como uno de las "20 personas que han mejorado la atención
sanitaria" (junto con Dave). Tiene un cargo académico en la Escuela

Médica de Harvard y durante veinte años ha ejercido como médico de atención primaria donde hace un uso extensivo de las TIC en la salud –gran parte de las cuales él ayudó a introducir durante su tiempo en el Centro Médico Beth Israel Deaconess.

Apéndice:
Pongamos fin a la negación.

Nadie quiere hablar de ello, pero aquí está:

La medicina puede ser peligrosa, y los clínicos trabajan sin red de seguridad.

Una de las verdades más dolorosas que he tenido que asumir ha sido el índice de accidentes médicos y su terrible coste humano, tanto para los pacientes y familias como para los médicos involucrados. Casi cada rincón de nuestra cultura médica fracasa en su intento de abordar este tema de manera honesta; es una negación masiva, que nos hace impotentes a la hora de solucionarlo y convierte cada fracaso en sorprendente, chocante y doloroso.

Por favor, que todo el mundo se dé cuenta: **es arriesgado abrir a alguien con un bisturí** (también conocido como cirugía), y **puede ser peligroso llenarte de sustancias químicas potentes** (también conocidas como medicamentos). Los gérmenes están por todas partes y se meten en los cortes, y los cuerpos son complejos y variables: las cosas pueden salir mal.

¿Sabías que en los *mejores* hospitales en Estados Unidos, uno de cada veinte pacientes quirúrgicos *muere de una complicación. Después* de la cirugía?[1] (En los peores hospitales es uno de cada seis). ¿Es difícil de creer, verdad?

---

[1]Ver HospitalSafetyScores.org

Si estuvieras planteando someterte a cirugía, ¿no cambiaría eso tu planteamiento? ¿No haría que "vamos a esperar un poco" pareciera una reflexión prudente?

Es probable que te expliquen los riesgos específicos de la cirugía que vas a recibir, pero ¿te van a decir el índice *global* de muertes debido a complicaciones en ese hospital? (¿No quieres saberlo, verdad? La verdad es que muchos no quieren saberlo.)

¿No te apetece saber cuáles son los mejores hospitales? Cuando te mudas a una cuidad nueva, ¿no te gustaría ver las Puntuaciones de Seguridad Hospitalaria en el mapa, junto con las puntuaciones de colegios y las estaciones de bomberos más cercanos?

El problema es que no podemos resolver esto echando la culpa solamente a los proveedores, porque **no todos los errores son fruto del descuido.** (Algunos sí lo son, pero es un gran error pensar que todos lo son.) **La medicina es complicada y nuestros sistemas no están exentos de fallos.**

Todos los estudiantes de medicina conocen el informe famoso de 1999 *To Err is Human* [Errar es humano] que estimaba hasta 98.000 muertes al año en EE.UU a causa de errores médicos –15 personas cada hora –y esta cifra se duplicaba cuando se incluían muertes por infecciones adquiridas en hospitales.[1] Pero menos conocida es una auditoría de Medicare de 2010[2] que mostró que un **15%** de los pacientes de Medicare que entraron en un hospital sufrieron daños, contribuyendo a 15.000 muertes para Medicare cada mes.¡500 muertes al día!

Estas muertes son por complicaciones no por enfermedad.

---

[1] A lo mejor el término "infecciones intrahospitalarias" no suena demasiado bien, pero la verdad es mucho peor: son infecciones que se han adueñado de los cuerpos de los pacientes y los *han matado*. Mi amiga Pat Mastors, autora de *Design to Survive*, tuvo la terrible experiencia de ver sufrir a su padre durante seis meses, mientras la bacteria C. *diff.* corrió a sus anchas en su barriga y explotó sus intestinos. El murió. Eso fue después de un sencillo reemplazo de rodilla.

[2] oig.hhs.gov/oei/reports/oei-06-09-00090.pdf

Se trata de una mezcla de dos factores tóxicos. Primero, que el rendimiento del clínico no es más perfecto que el rendimiento del paciente: **tanto pacientes como proveedores sólo siguen un plan la mitad del tiempo:**

- Las infecciones ocurren cuando los gérmenes pasan de paciente a paciente, muchas veces en las manos, ropa y equipamiento de los clínicos. Y sin embargo, en promedio, los proveedores se **lavan las manos la mitad de las veces cuando pasan de un paciente a otro.** (Cuando estés en un hospital, como paciente o visitante, ¡insiste en ello!)

- Los médicos sólo **siguen el tratamiento estándar**[1]más o menos la mitad del tiempo,[2]por ejemplo, prescribiendo aspirina a baja dosis para determinados pacientes cardiacos, inspeccionando los pies de un paciente con diabetes, etc.

El otro factor es que los **clínicos trabajan sin red:** en contra de muchos lugares de trabajo, **los hospitales no incorporan medidas de seguridad** para prevenir un simple error humano.

- En 2007 los mellizos de dos semanas de Dennis Quaid recibieron accidentalmente 1.000 veces la dosis de anticoagulante y empezaron a desangrarse internamente. (Milagrosamente, se salvaron.) El análisis del incidente reveló que el envase correcto y el incorrecto parecían casi idénticos, y estaban almacenados en la misma sección de la estantería de medicamentos: era demasiado fácil coger el envase equivocado sin darse cuenta.

- Recuerden del capítulo "Dejad que los pacientes ayuden a cuidar de sus familias" la historia de Duane Smith, que se salvó milagrosamente de un choque frontal, pero después perdió los dedos de manos y pies. Él tuvo un equipo asistencial brillante

---

[1] "Tratamiento estándar" describe las acciones normales que los clínicos deben tomar con un paciente con determinadas condiciones. A los pacientes con un determinado estado cardiaco se les debe prescribir una dosis baja de aspirina cada día, se deben de examinar los pies de las personas con diabetes en cada visita, cosas así.

[2] Peter Margolis, Cincinnati Children's Hospital. Informe de Susannah Fox.

pero ellos no tienen un flujo de trabajo libre de errores para asegurarse de que todo se hace.

Hay mejorías, pero las tasas de errores son las que son. Hay veces en que una dosis de sentido común importada de otras industrias ayuda. Me dicen que los errores de anestesia se redujeron significativamente cuando cambiaron el tamaño de las mangueras para diferentes gases, imposibilitando así bombear el gas equivocado por la manguera equivocada. En otras áreas de la vida tales salvaguardas físicas son normales: no puedes enchufar un secador de pelo de 220 voltios en una salida de 110 voltios, y en las gasolineras los surtidores de diesel y gasolina no son intercambiables. Pero en medicina muchas veces no existen tales medidas de protección.

La negación de estos riesgos nos sale cara. La negación no sólo nos hace olvidar lo cuidadosos que debiéramos (y pudiéramos) ser, pero cuando algo va mal, puede suponer una carga demoledora para el profesional que ha cometido el error. Recuerde en "Dejad que los pacientes ayuden con la calidad y la seguridad" la enfermera pediátrica que se quitó la vida después de un error.

Imagina el remordimiento que tiene que haber sentido para llevarla a tomar ese paso. Es sencillamente falso pensar que la causa de todos los errores sea falta de compasión. Arreglar eso, esté donde esté, no hará que desaparezca el problema.

Ello no quiere decir que algunos profesionales no sean responsables de sus errores. A veces lo son. Pero es un gran error pensar que todos los errores son por negligencia. Se puede hacer daño a las buenas personas −en ambos lados.

¿Qué debemos hacer?: Dejar de seguir en actitud de negación respecto a los peligros, y la necesidad de precaución humana. Clínicos y pacientes por igual, sed realistas:

- **Pacientes (y familias)**
  - **No esperéis la perfección.** Esperad *precaución* y *cuidado*, incluyendo el lavado de manos, cada vez.

- Preguntad sobre el plan de atención, para ayudaros a seguirlo. Involucraos–educaos a vosotros mismos, todo lo que podáis.

- Daos cuenta de que vuestros clínicos pueden estar negando los riesgos, lo cual es peligroso. Ayudad a mantener las cosas encarriladas.

- Comprobad dos veces cosas como si se está dando la medicación correcta.

- Pedid que se revise el historial.

- Preguntad que es lo que podéis ayudar a vigilar.

- Clínicos

  - No actuéis como si no hubiera riesgos.

  - Tened cuidado. Lavaos las manos, y animad a vuestros compañeros a hacer lo mismo. El apoyo a los compañeros es síntoma de estar centrado en el paciente, no de impertinencia.

  - Dejad que los pacientes ayuden. Cuando los pacientes pregunten cómo pueden contribuir a mejorar la seguridad, agradeced la oferta.

Cuando ocurren accidentes:

Recomiendo los servicios de una organización sin ánimo de lucro de Boston, MITSS: Medically Induced Trauma Support Services (mitss.org) [Servicios de Apoyo para Traumas Inducidos por la Medicina]. Creado por Linda Kenney, víctima de un accidente que casi la mató, es una organización que inspira y que ayuda a los pacientes, familiares y clínicos a recuperarse emocionalmente y a seguir con sus vidas.

MITSS ha desarrollado una caja de herramientas que ha sido descargada en 77 países: *Tools for Building a Clinician and Staff Support Program* [Herramientas para Construir un Programa de Apoyo para Clínicos y Personal]. Es para que lo usen las organizaciones independientemente de dónde estén en el espectro –desde aquellos que se inician en el estudio de modelos de apoyo diferentes a aquellos que ya tienen los programas en marcha. Para descargarlo, buscad "toolkit" en MITSStools.org.

MITSS es un gran ejemplo de lo que puede pasar cuando nosotros ... dejamos que los pacientes ayuden.

Incluso en las peores circunstancias.

¿Qué situaciones has visto en las que los pacientes han ayudado, o podrían ayudar?

¿Qué situaciones has visto en las que los pacientes han ayudado, o podrían ayudar?

¿Qué situaciones has visto en las que los pacientes han ayudado, o podrían ayudar?

¿Qué situaciones has visto en las que los pacientes han ayudado, o podrían ayudar?

¿Qué situaciones has visto en las que los pacientes han ayudado, o podrían ayudar?

¿Qué situaciones has visto en las que los pacientes han ayudado, o podrían ayudar?

¿Qué situaciones has visto en las que los pacientes han ayudado, o podrían ayudar?

¿Qué situaciones has visto en las que los pacientes han ayudado, o podrían ayudar?

¿Qué situaciones has visto en las que los pacientes han ayudado, o podrían ayudar?

¿Qué situaciones has visto en las que los pacientes han ayudado, o podrían ayudar?

¡Dejad que los Pacientes Ayuden!

www.ingramcontent.com/pod-product-compliance
Lightning Source LLC
Chambersburg PA
CBHW070429290526
45791CB00005B/1892